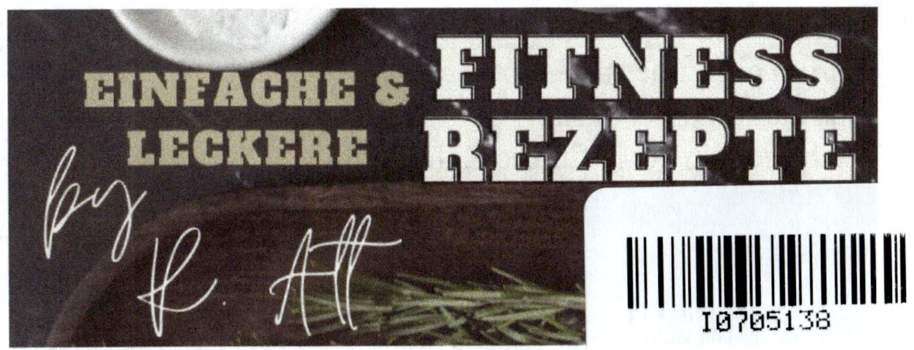

Willkommen bei **"Einfache und leckere Fitnessrezepte"**!

Ich bin unglaublich aufgeregt, dass du mein Buch in Händen hältst und dich auf die Reise zu gesunden, leckeren und einfachen Fitnessrezepten begibst.

Dieses Buch wurde mit dem Ziel geschrieben, es dir so einfach wie möglich zu machen, gesunde Ernährung in deinen Alltag zu integrieren. Viele Menschen scheitern bei ihren gesundheitlichen Zielen, weil sie das Gefühl haben, dass gesunde Ernährung zu komplex, zu teuer oder zu zeitaufwändig ist. Aber das muss nicht so sein!

In diesem Buch findest du Rezepte, die nicht nur gesund, sondern auch unglaublich lecker sind. Und das Beste daran ist, dass sie super einfach zuzubereiten sind. Du musst kein Profi-Koch sein, um die Gerichte nachzukochen.

Von schnellen Frühstücksideen über mittagsfreundliche Salate bis hin zu abendlichen Hauptgerichten - es ist für jeden etwas dabei. Und ich habe darauf geachtet, dass alle Zutaten leicht zu finden und in jedem Supermarkt erhältlich sind.

Lass uns gemeinsam auf die Reise gehen und die Vorteile einer gesunden Ernährung genießen.
Ich bin mir sicher, dass du von den Rezepten begeistert sein wirst.

Viel Spaß beim Ausprobieren!

LG Rapha

Fazit

Abschlussgedanken
Tipps für einen gesunden Lifestyle
Anhang: Nützliche Küchengeräte und Zutaten

Einführung

Warum ein Fitness-Rezeptbuch?

Hast du auch das Gefühl, dass es oft schwierig ist, gesund und lecker zu essen? Keine Sorge, ich bin hier, um dir zu helfen!
Mit meinem Fitness-Rezeptbuch "Einfache und leckere Fitness-Rezepte" bekommst du 33 super leckere Rezepte, die genau auf deine Bedürfnisse abgestimmt sind. Gesunde Ernährung und Fitness gehen für mich Hand in Hand und das Beste daran? Du musst dafür nicht auf den Geschmack verzichten!

Ich zeigen dir, wie einfach es ist, gesunde und schmackhafte Gerichte zuzubereiten. Ob Frühstück, Mittagessen oder Abendessen – in diesem Buch ist für jede Mahlzeit das passende Rezept dabei. Du wirst überrascht sein, wie lecker gesunde Ernährung sein kann!

Lass uns gemeinsam deine Fitnessziele erreichen und dabei noch lecker essen. Probiere es aus, du wirst sehen, dass es gar nicht schwer ist, gesund und lecker zu essen. Mit ein bisschen Kreativität und den richtigen Rezepten klappt das easy!
Lass uns also jetzt loslegen und deinen Körper mit leckeren und gesunden Gerichten verwöhnen!

<u>**Was kann man erwarten?**</u>

Mit meinem Fitness-Rezeptbuch **"Einfache und leckere Fitness-Rezepte"** kannst du einiges erwarten. Hier sind ein paar Dinge, auf die du dich freuen kannst:

33 leckere Rezepte, die speziell auf deine Bedürfnisse abgestimmt sind

Einfache Anleitungen für jedes Rezept, damit auch du ganz einfach gesunde Gerichte zaubern kannst

Tipps und Tricks, wie du gesunde Zutaten im Supermarkt um die Ecke finden kannst.

Eine Kombination aus **Frühstücksrezepten**, **Mittagessen** und **Abendessen**, damit du den ganzen Tag über gesund und lecker essen kannst
Das Beste an meinem Rezeptbuch ist, dass du keine komplizierten Gerichte oder seltene Zutaten brauchst, um gesund und lecker zu essen. Ich zeige dir, wie einfach es sein kann, gesunde Ernährung in deinen Alltag zu integrieren.

Wichtige Hinweise für die Zubereitung

Verwende immer frische Zutaten:
Frische Zutaten sorgen nicht nur für ein besseres
Geschmackserlebnis, sondern auch für mehr Nährstoffe.

Experimentiere mit Gewürzen: Gewürze verleihen
deinen Gerichten nicht nur Geschmack, sondern auch eine
Extra-Portion Gesundheit.

Pass auf bei der Zubereitung von Gemüse auf:
Überkochen von Gemüse kann dazu führen, dass
Nährstoffe verloren gehen. Koche es stattdessen al dente
oder roh.

Verwende möglichst wenig Öl: Öl kann eine Menge
Kalorien hinzufügen. Verwende stattdessen Gemüsebrühe
oder Wasser, um deine Gerichte zu kochen.

Sei kreativ: Fühle dich frei, deine eigenen Änderungen an
den Rezepten vorzunehmen und deine eigene Note
hinzuzufügen.

Mit diesen Hinweisen bist du jetzt bereit, dich in die Welt
der gesunden Ernährung zu stürzen. Probiere es aus und
erlebe, wie lecker gesunde Ernährung sein kann! Lass uns
loslegen!

Frühstück

HAFERFLOCKEN-PFANNKUCHEN

Zutaten:
1 Tasse Haferflocken

1 Ei

1/2 Tasse Milch

1 EL Ahornsirup

1 TL Backpulver

1/4 TL Natrium

1 Prise Zimt

1 EL Öl zum Braten

Zeitangaben:
Vorbereitungszeit: 5 Minuten
Zubereitungszeit: 10 Minuten
Gesamtzeit: 15 Minuten

Herd- und Ofeneinstellungen:
Herd: mittelhohe Hitze
Pfanne: mittelhohes Öl zum Braten

Zubereitung:
Haferflocken, Ei, Milch, Ahornsirup, Backpulver, Natrium und Zimt in eine Schüssel geben und gut vermischen.
Öl in einer Pfanne erhitzen.
Eine Kelle Teig in die Pfanne geben und den Pfannkuchen von beiden Seiten goldbraun braten.
Den Pfannkuchen auf einen Teller legen und nach Belieben mit Ahornsirup, Beeren oder Nüssen servieren.

Kalorienangaben:
1 Pfannkuchen
(ohne zusätzliches Öl für das Braten) enthält ungefähr:

7g Protein

20g Kohlenhydrate

4g Fett

insgesamt 140 Kalorien (kcal).

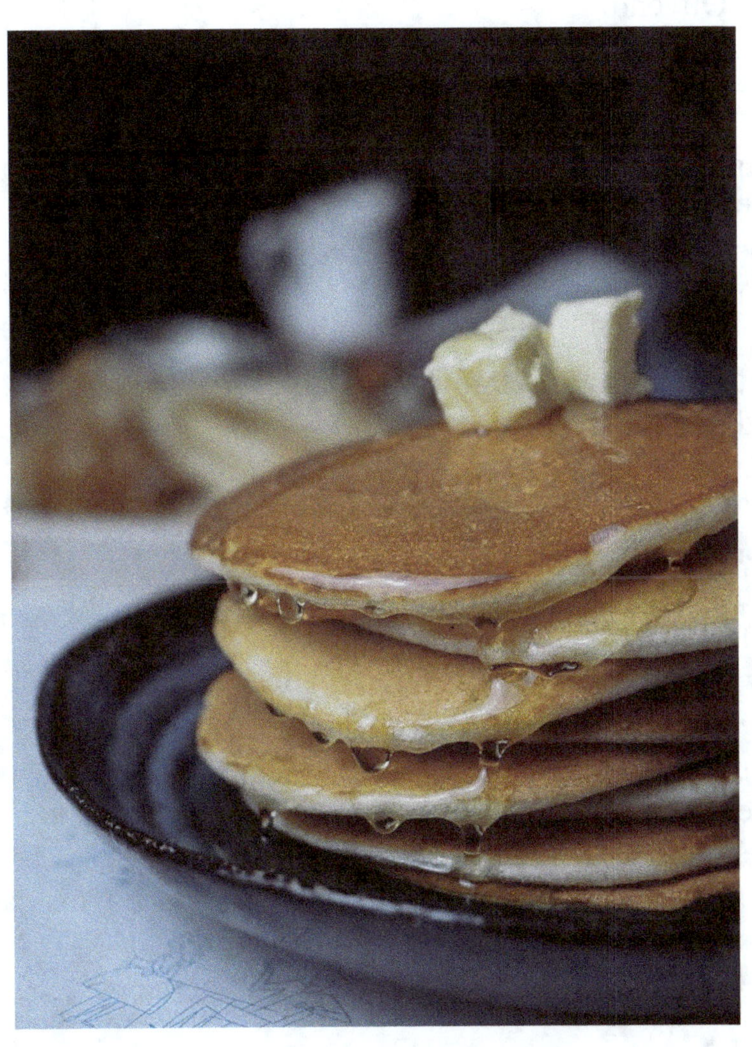

EIWEISS-OMELETT MIT GEMÜSE

Zutaten:
4 Eiweiß

1/2 Tasse gehackte Zucchini

1/2 Tasse gehackte Tomaten

1/4 Tasse gehackte Zwiebeln

1 EL Olivenöl

Salz und Pfeffer nach Geschmack

Zeitangaben:
Vorbereitungszeit: 5 Minuten
Zubereitungszeit: 10 Minuten
Gesamtzeit: 15 Minuten

Herd- und Ofeneinstellungen:
Herd: mittelhohe Hitze
Pfanne: mittelhohes Öl zum Braten

Zubereitung:
Eiweiß in einer Schüssel verquirlen und salzen und pfeffern.
Olivenöl in einer Pfanne erhitzen.
Zucchini, Tomaten und Zwiebeln hinzufügen und 2-3 Minuten anbraten.
Eiweiß über das Gemüse geben und den Omelettrand sanft anheben, um das Eiweiß zu verteilen.
Das Omelett von beiden Seiten goldbraun braten, bis das Eiweiß fest ist.
Das Omelett auf einen Teller legen und servieren.

Kalorienangaben:
1 Portion (ohne zusätzliches Öl für das Braten) enthält
ungefähr:

20g Protein

3g Kohlenhydrate

1g Fett

insgesamt 120 Kalorien (kcal).

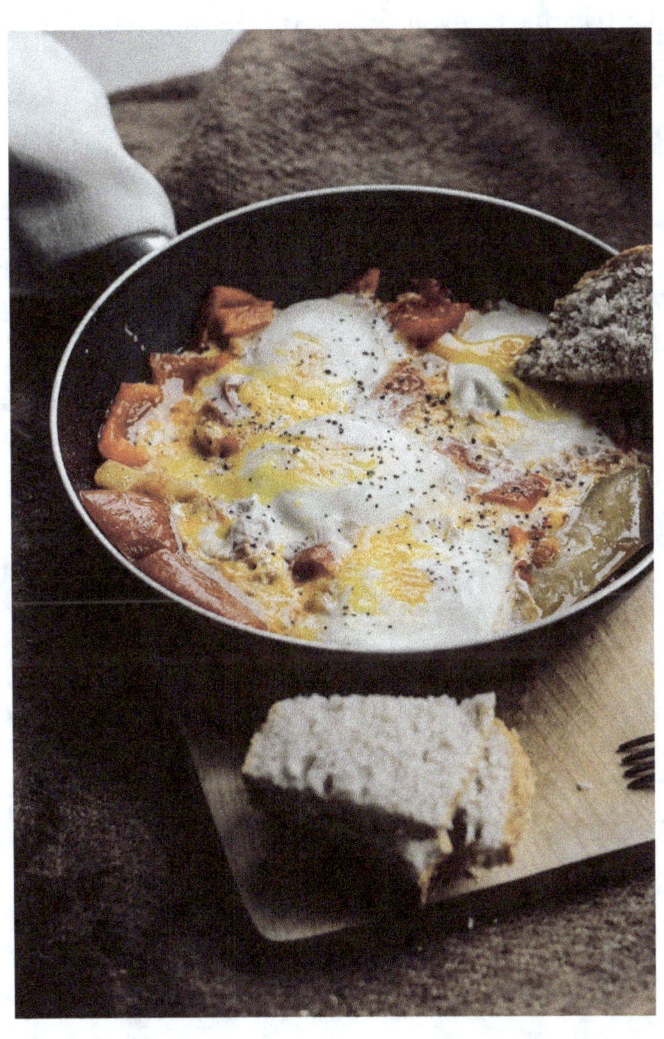

CHIA-PUDDING MIT BEEREN

Zutaten:

1 Tasse Mandelmilch

4 EL Chia-Samen

1 EL Ahornsirup oder Honig

1 TL Vanilleextrakt

1/2 Tasse frische Beeren (z.B. Himbeeren, Blaubeeren, Heidelbeeren)

1 Prise Zimt (optional)

Zubereitung:

In einem mittelgroßen Behälter die Mandelmilch, Chia-Samen, Ahornsirup oder Honig und Vanilleextrakt vermischen.
Gut umrühren, um sicherzustellen, dass sich die Chia-Samen gleichmäßig verteilen.
Den Behälter mit einem Deckel verschließen oder mit Frischhaltefolie abdecken.
Den Chia-Pudding über Nacht in den Kühlschrank stellen, um ihn zu erweichen und aufquellen zu lassen.

Am nächsten Morgen den Pudding aus dem Kühlschrank nehmen und umrühren.
Die Beeren auf den Pudding geben und nach Belieben mit einer Prise Zimt bestreuen.
Servieren und genießen!

Kalorienangaben:
1 Portion (etwa 1/2 Tasse) enthält ungefähr:

6g Protein

16g Kohlenhydrate

9g Fett

insgesamt 140 Kalorien (kcal).

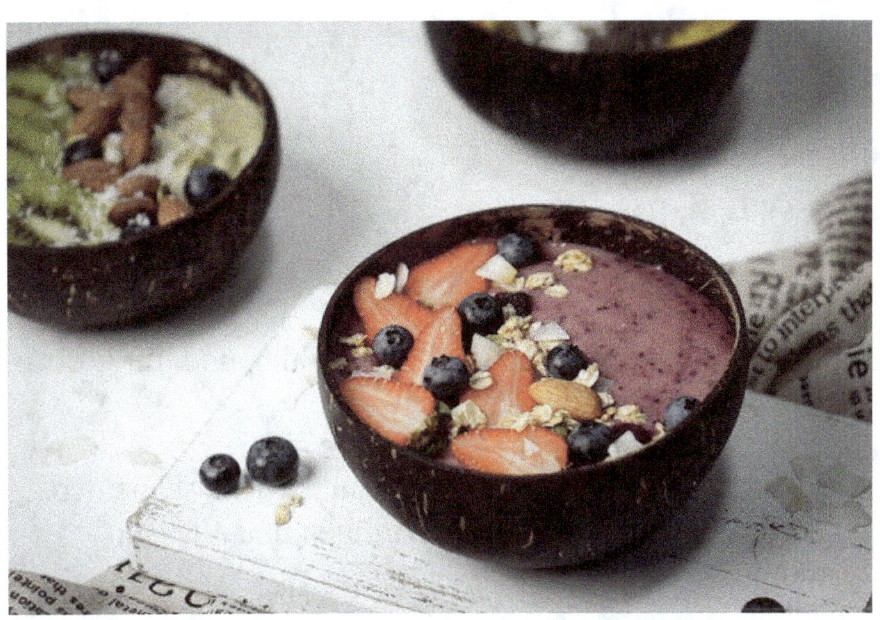

APFEL-ZIMT-PFANNKUCHEN

Zutaten:
100g Haferflocken

2 Eier

100ml Milch

(am besten fettarme)

1 Apfel

1 TL Zimt

1 Prise Salz

1 EL Öl (z.B. Rapsöl)

Zubereitung:
Haferflocken in einer Schüssel fein mahlen und mit Eiern, Milch, Zimt und Salz vermengen.

Apfel schälen, entkernen und in kleine Stücke schneiden. Zu der Haferflocken-Masse hinzufügen und alles gut verrühren.

Eine Pfanne mit dem Öl erhitzen. Aus der Haferflocken-Apfel-Masse mit einem ¼ Tassenmaß Klecks auf die Pfanne geben.

Bei mittlerer Hitze auf beiden Seiten goldbraun braten, ca. 3-5 Minuten pro Seite.

Mit frischen Beeren und etwas Honig nach Wunsch servieren.

Kalorienangaben pro Portion
(bei 2 Pfannkuchen):

Protein: 17g

Kohlenhydrate: 42g

Fett: 11g

Gesamtkalorien: 296 kcal

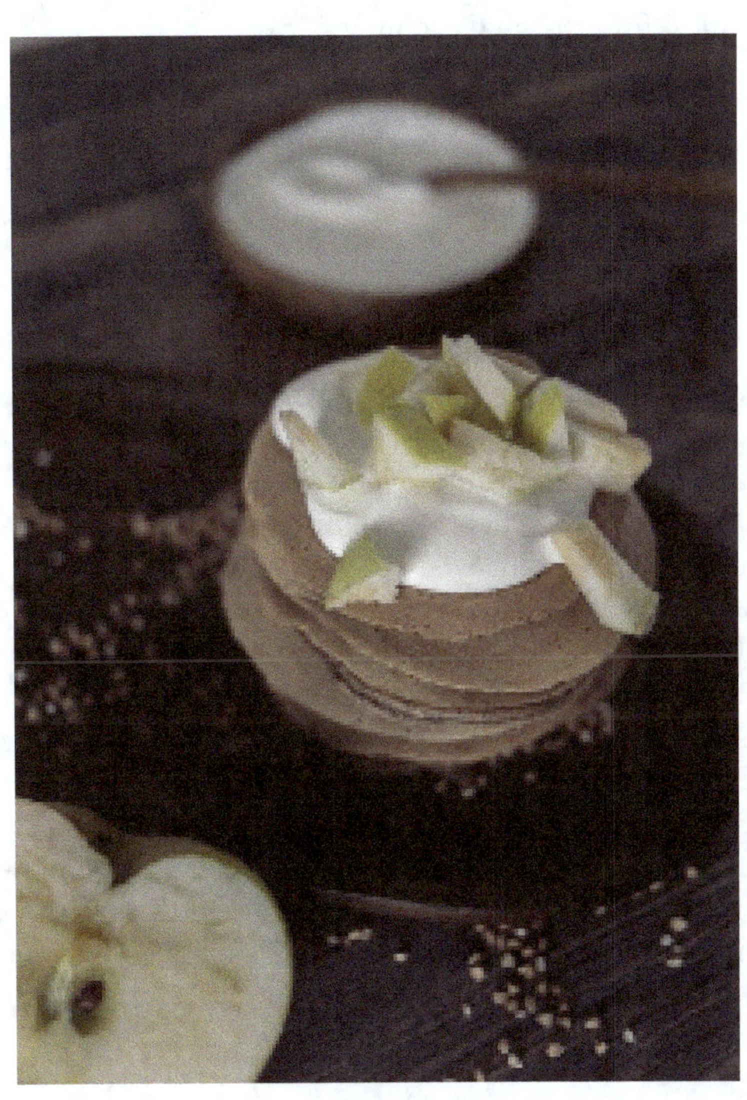

AVOCADO-TOAST MIT EI

Zutaten:

2 Scheiben Vollkornbrot

1 reife Avocado

2 Eier

Salz und Pfeffer nach Geschmack

1 EL Olivenöl

1 Tomate

Frische Kräuter (optional)

Zubereitung:

Das Vollkornbrot in dicke Scheiben schneiden und im Toaster oder auf einer beschichteten Pfanne bei mittlerer Hitze knusprig rösten.

In der Zwischenzeit die Avocado längs halbieren, den Kern entfernen und das Fruchtfleisch mit einem Löffel herauslösen.

Mit einer Gabel grob zerdrücken.

Das Olivenöl in einer beschichteten Pfanne bei mittlerer Hitze erhitzen. Die Eier hineingeben und mit Salz und Pfeffer würzen. Die Eier bei niedriger bis mittlerer Hitze 3-4 Minuten sanft braten, bis das Eiweiß gestockt ist, aber das Eigelb noch flüssig ist.

Das zerdrückte Avocado auf den Toast scheiben verteilen. Die Tomate in Scheiben schneiden und auf dem Toast drapieren. Das gebratene Ei auf dem Toast platzieren und nach Belieben mit frischen Kräutern garnieren.

Kalorienangaben (pro Portion):

Protein: 17 g

Kohlenhydrate: 33 g

Fett: 29 g

Gesamtkalorien: 380 kcal

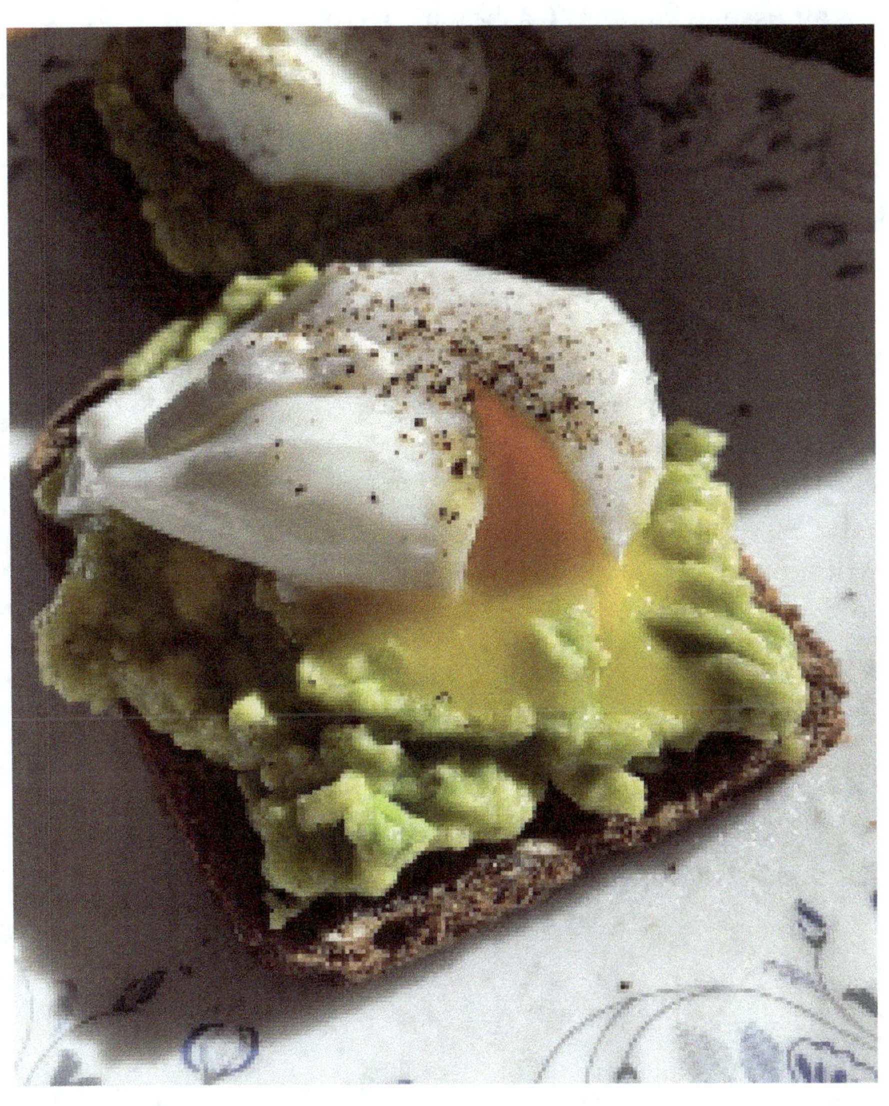

PROTEIN-SHAKE MIT BANANE & NÜSSEN

Zutaten:

1 Banane

1 Handvoll Nüsse

(Walnüsse, Mandeln, Cashewnüsse, etc.)

1 Scoop Proteinpulver (Vanille-Geschmack)

250 ml Milch (Pflanzen- oder Kuhmilch)

1 Prise Zimt

optional: 1 Teelöffel Honig oder Ahornsirup für den Geschmack

Zubereitung:

Banane und Nüsse grob hacken.

Alle Zutaten in einen Mixer geben und für ein paar Minuten mixen, bis ein cremiger Shake entsteht.

In ein Glas gießen und servieren.

Kalorienangaben (pro Portion):

Protein: 20g

Kohlenhydrate: 35g

Fett: 20g

Gesamtkalorien: 400 kcal

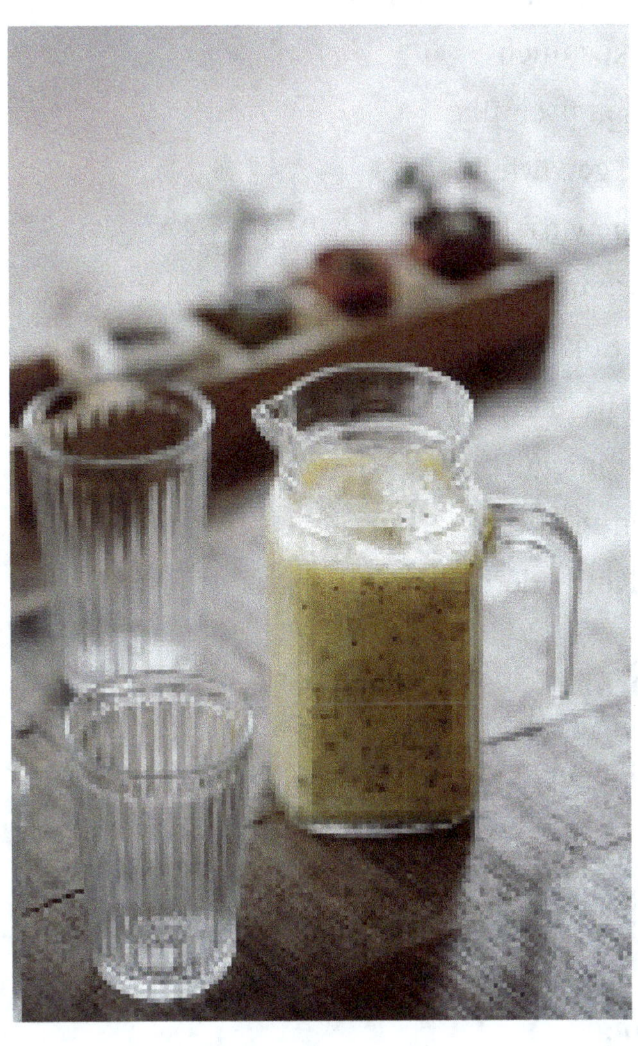

GRÜNE THAI-CURRY-SUPPE

Zutaten:
1 Tasse grüne Thai-Curry-Paste

1 Dose Kokosmilch

2 Tassen Gemüsebrühe

1 Zucchini, gewürfelt

1 Paprika, gewürfelt

1/2 Tasse Bambussprossen

2 Esslöffel Sojasauce

2 Teelöffel Rohrzucker

Saft von 1 Limette

1/2 Tasse grüne Bohnen, in Stücke geschnitten

1/4 Tasse Korianderblätter, gehackt

Zeitangaben:
Vorbereitungszeit: 10 Minuten
Kochen: 20 Minuten

Herd- und Ofeneinstellungen:
Stufe: Mittel
Topf: Schmortopf

Zubereitung:
In einem Schmortopf die Thai-Curry-Paste bei mittlerer
Hitze für 2-3 Minuten anbraten.

Die Kokosmilch, die Gemüsebrühe, Zucchini, Paprika, grüne Bohnen und Bambussprossen hinzufügen und alles zum Kochen bringen.
Die Hitze reduzieren und die Suppe für 15 Minuten köcheln lassen.
Sojasauce, Rohrzucker und Limettensaft hinzufügen und alles gut vermengen.
Die Suppe mit gehacktem Koriander servieren.

Kalorienangaben pro Portion (für 2 Portionen):

Protein: 10g

Kohlenhydrate: 12g

Fett: 16g

Gesamtkalorien: 204 kcal

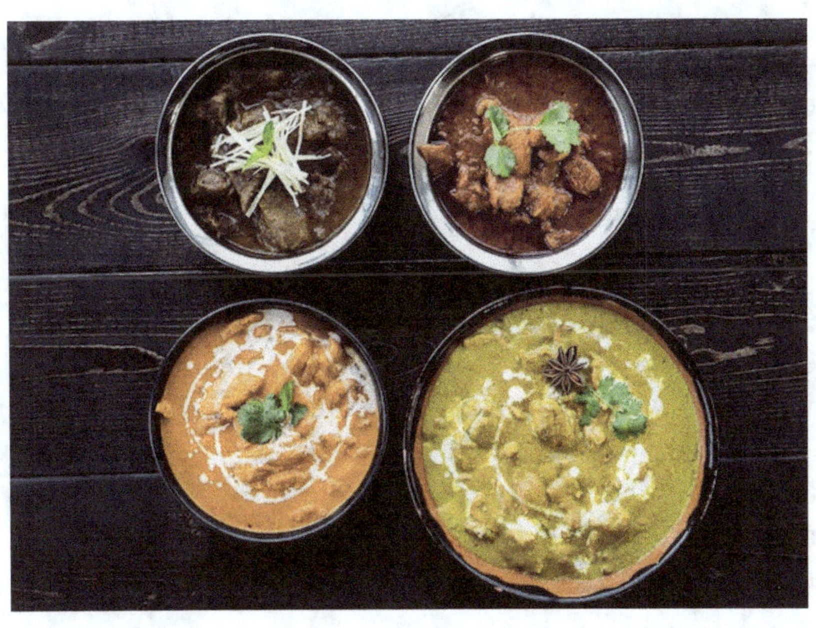

HÄHNCHEN-BRUSTFILET
MIT QUINOA & GEMÜSE

Zutaten:
2 Hähnchenbrustfilets

100g Quinoa

200g Gemüse (z.B. Paprika, Zucchini, Brokkoli)

1 EL Olivenöl

Salz und Pfeffer nach Geschmack

Zeitangaben:
Vorbereitungszeit: 10 Minuten
Kochzeit: 25 Minuten

Herd- und Ofeneinstellungen:
Herd: Stufe 4-5
Ofen: 200°C

Zubereitung:
Quinoa nach Packungsanweisung zubereiten und zur Seite stellen.
Gemüse in kleine Stücke schneiden und in einer Pfanne mit 1 EL Olivenöl anbraten, bis es gar ist.

Hähnchenbrustfilets mit Salz und Pfeffer würzen und in einer separate Pfanne von beiden Seiten anbraten, bis es durchgebraten ist.

Quinoa, Gemüse und Hähnchenbrustfilet auf einem Teller anrichten.

Kalorienangaben
(pro Portion, basierend auf 2 Hähnchenbrustfilets, 100g
Quinoa und 200g Gemüse):

Protein: 41g

Kohlenhydrate: 40g

Fett: 12g

Gesamtkalorien: 380 kcal

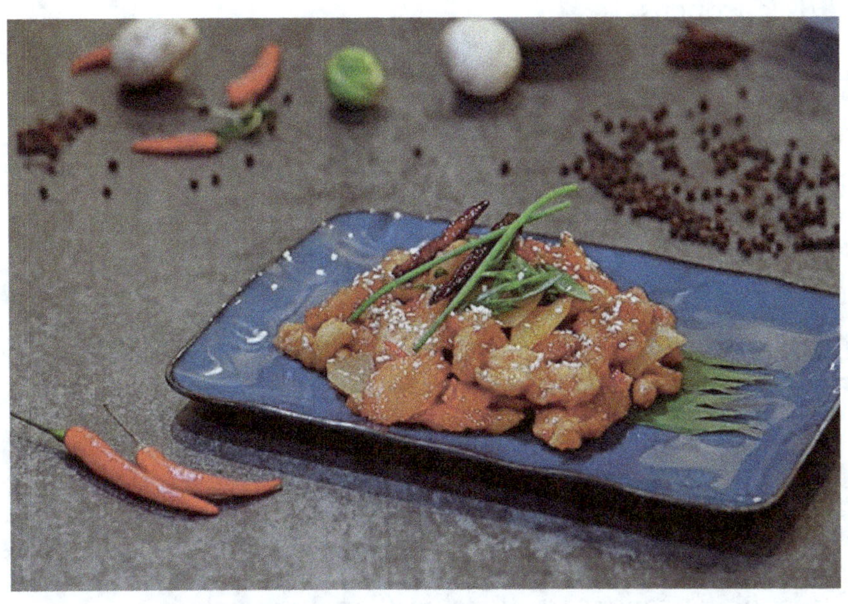

GEMÜSE-PFANNE MIT LACHS

Zutaten:

200g Lachsfilet

200g gemischtes Gemüse (z.B. Paprika, Zucchini, Champignons, Zwiebeln)

2 EL Olivenöl

1 EL Zitronensaft

1 TL Paprika-Gewürzmischung

1 TL Knoblauchpulver

Salz und Pfeffer nach Geschmack

2 EL frische Kräuter (z.B. Petersilie, Basilikum)

Zubereitung:

Ofen auf 200°C (Ober- und Unterhitze) vorheizen.

Das Gemüse waschen, schneiden und in eine große Pfanne geben.

Olivenöl, Zitronensaft, Paprika-Gewürzmischung, Knoblauchpulver, Salz und Pfeffer hinzufügen und das Gemüse unter Rühren braten, bis es weich ist (ca. 10 Minuten).

Lachsfilet hinzufügen und weitere 5 Minuten braten. Frische Kräuter unterrühren und servieren.

Kalorienangaben pro Portion (für 2 Portionen):

Protein: 44g

Kohlenhydrate: 10g

Fett: 18g

Gesamtkalorien: 300 kcal

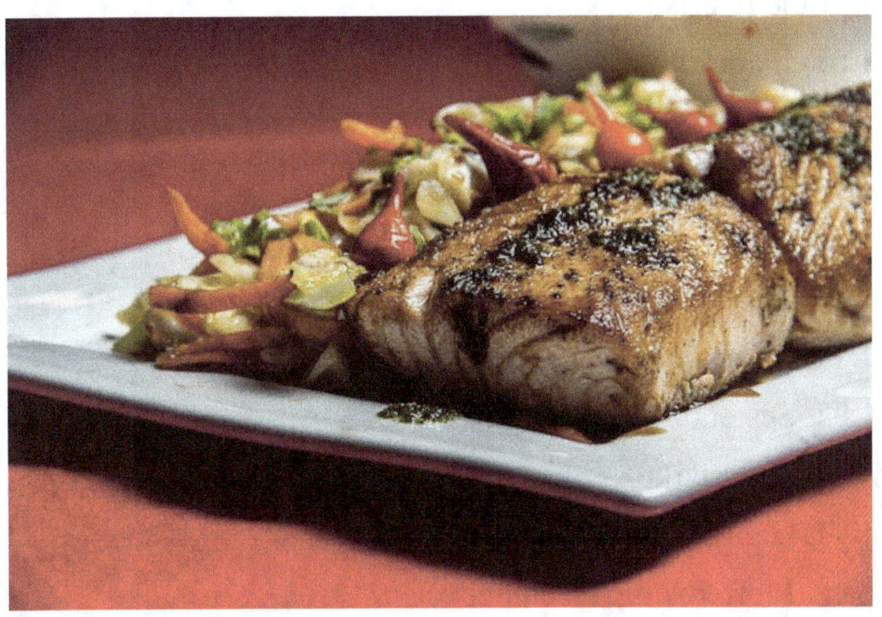

TOFU-STIR-FRY MIT REIS

Zutaten:

200g Tofu

1 Tasse Basmati-Reis

1 grüne Paprika

1 rote Paprika

1 Zwiebel

2 Knoblauchzehen

1 Karotte

1 EL Öl

1 TL Sojasauce

1 TL Sesamöl

1 TL Maisstärke

1 TL Gemüsebrühe-Pulver

Salz, Pfeffer zum Abschmecken

Zubereitung:

Den Basmati-Reis nach Packungsanweisung kochen und warm halten.

Den Tofu in Würfel schneiden und mit etwas Salz und Pfeffer würzen.

Die Paprika, Zwiebel, Karotte und Knoblauch in Streifen schneiden.

Ein wenig Öl in einer Pfanne erhitzen und den Tofu darin von allen Seiten goldbraun anbraten. Anschließend aus der Pfanne nehmen.

In der gleichen Pfanne das restliche Öl erhitzen und das

Gemüse darin anbraten, bis es weich ist.
Maisstärke, Gemüsebrühe-Pulver, Sojasauce und Sesamöl
zum Gemüse geben und umrühren, bis alles gleichmäßig
vermischt ist.
Den Tofu wieder in die Pfanne geben und alles gut

durchmischen.
Mit Salz und Pfeffer abschmecken.
Das Tofu-Stir-Fry mit dem Reis servieren.

Kalorienangaben (pro Portion, ca. 400g):

Protein: 26g

Kohlenhydrate: 57g

Fett: 17g

Gesamtkalorien: 400 kcal

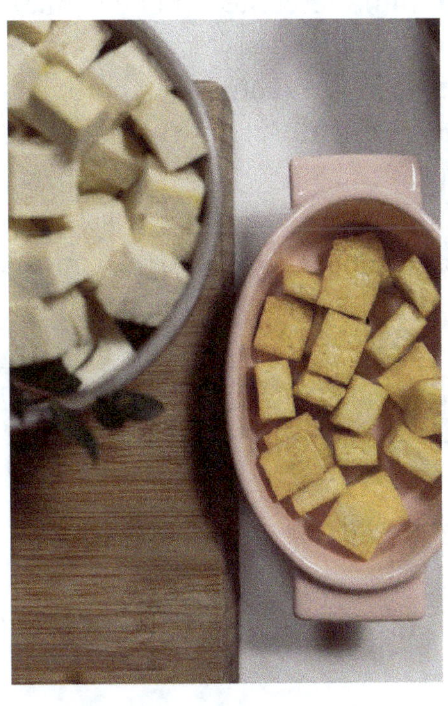

GEGRILLTER THUNFISCH MIT REIS & GEMÜSE

Zutaten:

200 g Thunfisch

200 g Reis

200 g Gemüse (z.B. Paprika, Zucchini, Champignons)

1 EL Olivenöl

1 TL Zitronensaft

Salz und Pfeffer nach Geschmack

1 TL Thymian (optional)

Zubereitung:

Den Reis nach Packungsanweisung kochen.

Das Gemüse in mundgerechte Stücke schneiden.

In einer Pfanne 1 EL Olivenöl erhitzen und das Gemüse darin für 5-7 Minuten anbraten. Mit Salz, Pfeffer und Thymian würzen.

In einer zweiten Pfanne den Thunfisch auf beiden Seiten für 2-3 Minuten grillen. Mit Zitronensaft beträufeln.

Den Reis auf einem Teller anrichten, das Gemüse darauf verteilen und den Thunfisch darauflegen.

Kalorienangaben:

Protein: 39 g

Kohlenhydrate: 64 g

Fett: 12 g

Gesamtkalorien: 492 kcal

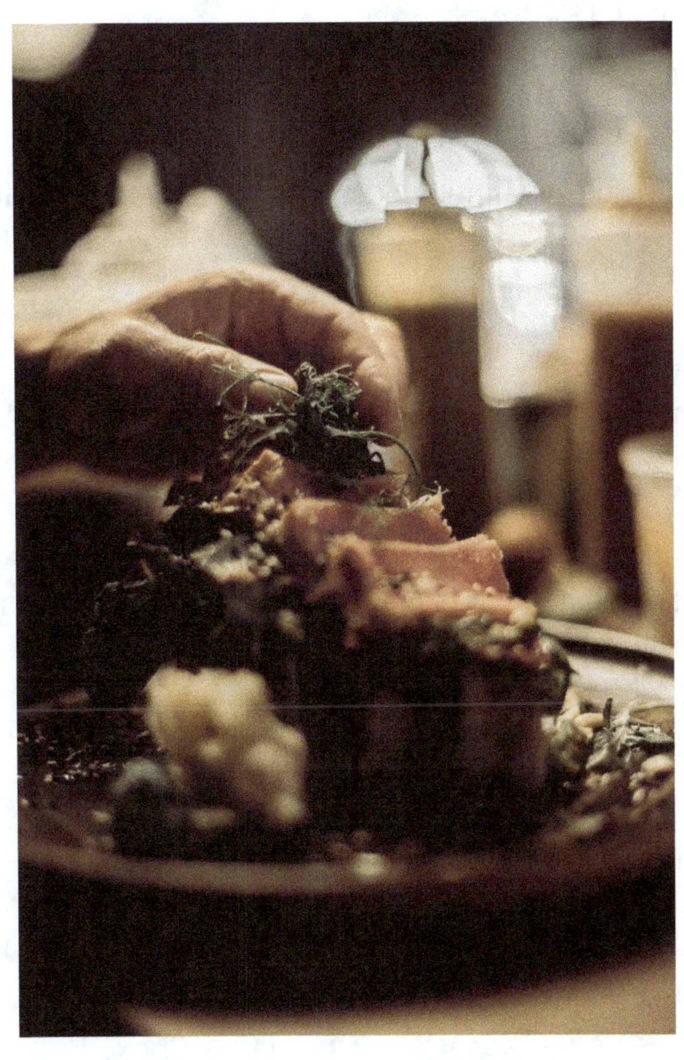

Einfache Grüne Smoothie-Bowl

Zutaten:

1 Banane

1 Handvoll Spinatblätter

1 Handvoll TK-Brombeeren

1 EL Mandelbutter

1 Scoop Vanille-Proteinshakepulver

100 ml Milch (Vollmilch oder pflanzliche Milch nach Wahl)

1 EL Haferflocken

1 EL Chia-Samen

Toppings nach Wahl (z.B. gehackte Nüsse, Beeren, Kokosflocken)

Zubereitung:

Banane, Spinatblätter, TK-Brombeeren, Mandelbutter, Proteinshakepulver und Milch in einen Mixer geben.

Die Zutaten so lange mixen, bis eine glatte und cremige Konsistenz entsteht.

Die Haferflocken und Chia-Samen unterrühren.

Die Smoothie-Bowl in eine Schale füllen und mit den Toppings nach Wahl toppen.

Kalorienangaben:

Protein: 24 g

Kohlenhydrate: 48 g

Fett: 18 g

Gesamtkalorien: 350 kcal

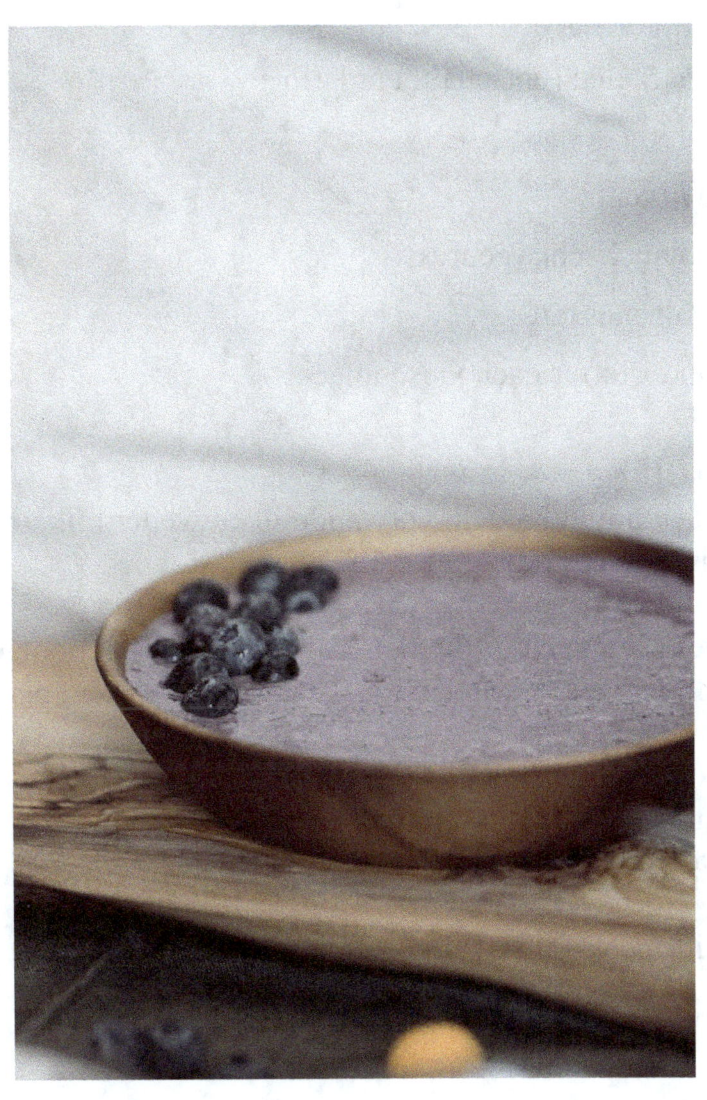

Gegrillte Garnelen mit Zucchini-Nudeln

Zutaten:

200g Garnelen (entschält, entdarmt)

2 Zucchini

1 EL Olivenöl

1 Knoblauchzehe (gepresst)

1 EL Zitronensaft

Salz und Pfeffer nach Geschmack

Zubereitung:

Die Zucchini in Nudeln verwandeln, entweder mit einem Spiralschneider oder einem Käsehobel.

In einer Pfanne das Olivenöl erhitzen und den Knoblauch hinzufügen. Die Garnelen für 2-3 Minuten braten, bis sie gar sind.

Die Zucchini-Nudeln hinzufügen und für weitere 2-3 Minuten braten, bis sie gar sind.

Mit Zitronensaft, Salz und Pfeffer abschmecken.

Kalorienangaben
(basierend auf einer Portion von 300g):

Protein: 27g

Kohlenhydrate: 9g

Fett: 9g

Gesamtkalorien: 216 kcal

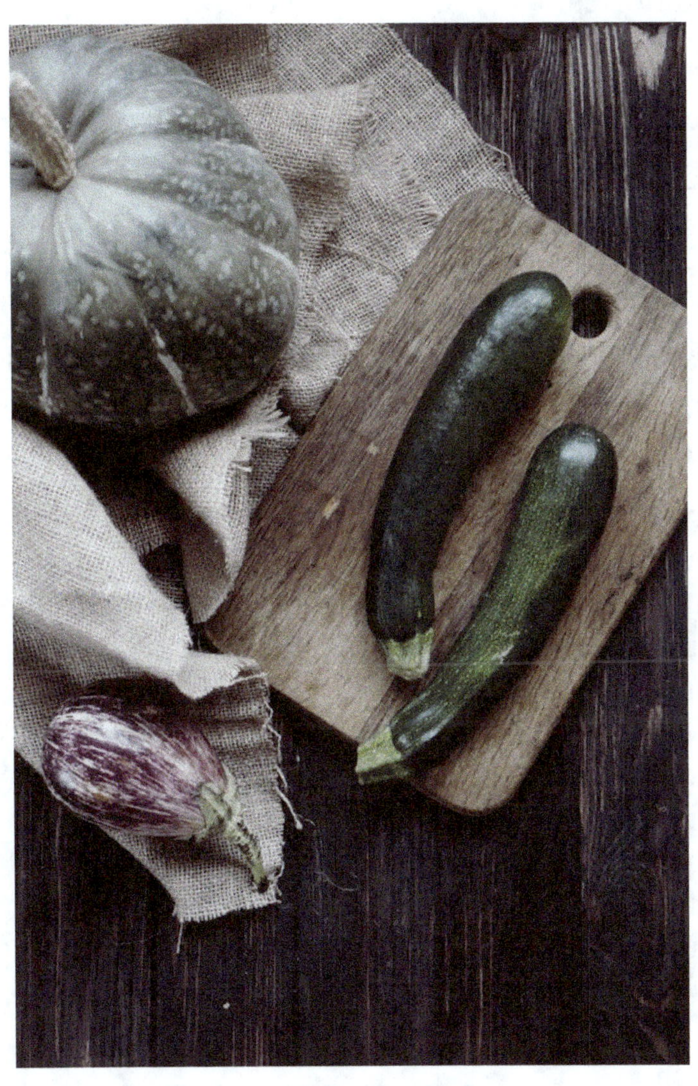

VEGGIE-BURGER MIT SÜSSKARTOFFEL-POMMES

Zutaten:

2 Veggie-Patties (z.B. aus Bohnen oder Quinoa)

2 Süßkartoffeln

2 EL Olivenöl

1 Prise Salz

1 Prise Paprika

2 Scheiben Vollkorn-Toastbrot

Gemüse nach Wahl (z.B. Tomaten, Salat, Avocado)

2 EL Ketchup

2 EL Senf

Zubereitung:
Ofen auf 200 Grad Celsius vorheizen.
Süßkartoffeln schälen und in dünne Pommes schneiden.
Pommes auf ein Backblech legen und mit 1 EL Olivenöl, Salz und Paprika bestreuen.
Im Ofen für 20-25 Minuten backen, bis sie knusprig sind.
Veggie-Patties in einer Pfanne mit 1 EL Olivenöl von beiden Seiten anbraten, bis sie goldbraun sind.
Toastbrot aufbacken oder in der Pfanne toasten.
Burger zusammenstellen: Toastbrot mit Ketchup und Senf bestreichen, Veggie-Patty, Gemüse und eine weitere Toastscheibe auflegen.
Pommes auf den Teller legen und Burger daneben servieren.

Kalorienangaben (pro Portion):

Protein: 14 g

Kohlenhydrate: 48 g

Fett: 18 g

Gesamtkalorien: 326 kcal

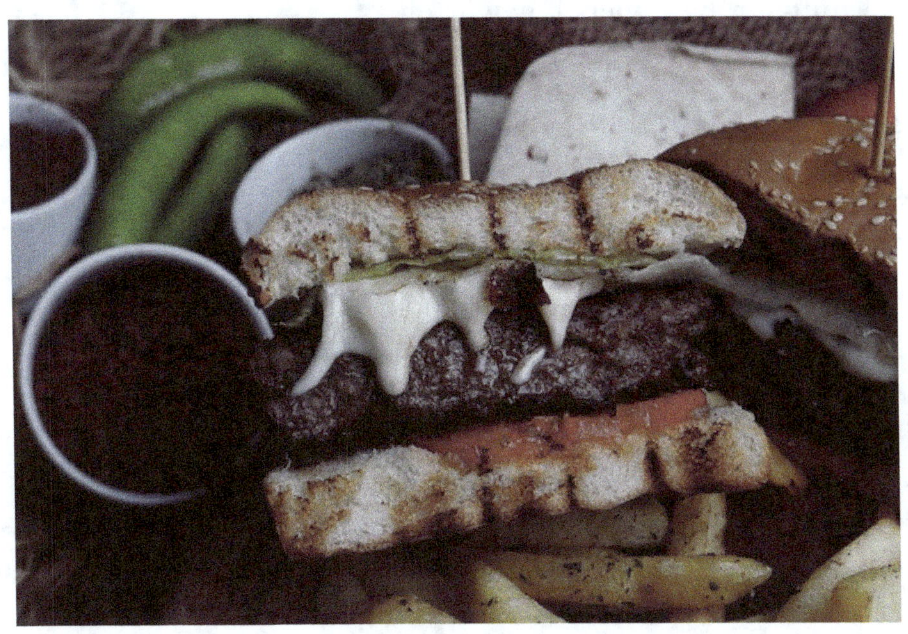

HÄHNCHEN-PAPRIKA-PFANNE

Zutaten:

2 Hähnchenbrustfilets (ca. 400 g)

2 mittelgroße Paprika (rot und gelb), gewürfelt

1 mittelgroße Zwiebel, gewürfelt

2 Knoblauchzehen, gehackt

1 EL Olivenöl

1 TL Paprikapulver

1 TL Thymian

Salz und Pfeffer nach Geschmack

100 g Basmatireis

200 ml Gemüsebrühe

Zubereitung:

Hähnchenbrustfilets in mundgerechte Stücke schneiden.
In einer großen Pfanne das Olivenöl erhitzen und die
Hähnchenstücke darin bei mittlerer Hitze anbraten, bis sie
golden und gar sind (ca. 10 Minuten).
Zwiebeln, Paprika und Knoblauch hinzufügen und weitere
5 Minuten anbraten, bis das Gemüse weich ist.
Paprikapulver, Thymian, Salz und Pfeffer hinzufügen und
gut vermischen.
Basmatireis und Gemüsebrühe hinzufügen und zum
Kochen bringen. Die Hitze reduzieren und zugedeckt 15-
20 Minuten kochen lassen, bis der Reis gar ist.
Die Hähnchen-Paprika-Pfanne servieren.

Kalorienangaben
(pro Portion, bei 4 Portionen insgesamt):

Protein: 43 g

Kohlenhydrate: 48 g

Fett: 9 g

Gesamtkalorien: 364 kcal

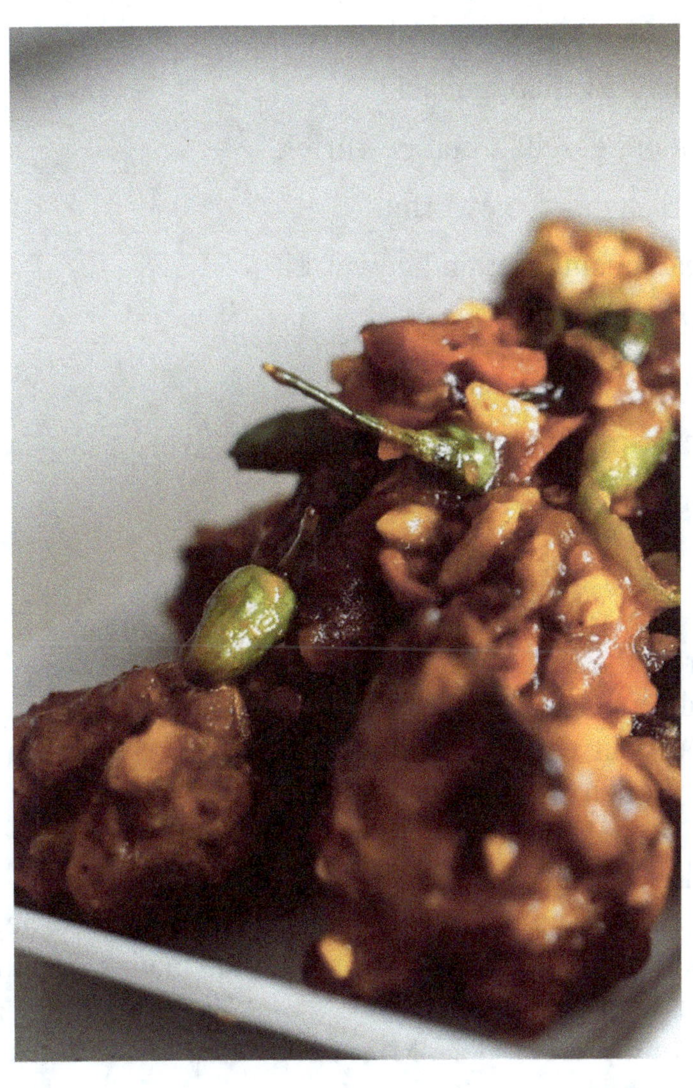

LINSENSUPPE MIT KNOBLAUCH-BROT

Zutaten:

1 Tasse grüne oder braune Linsen,

gewaschen und abgespült

2 Tassen Gemüsebrühe

1 große Zwiebel, gehackt

3 Knoblauchzehen, gehackt

2 Karotten, geschält und gewürfelt

2 Selleriestangen, gewürfelt

2 Tomaten, entkernt und gewürfelt

1 Teelöffel Kreuzkümmel

Salz und Pfeffer nach Geschmack

2 Scheiben Vollkornbrot

1 Knoblauchzehe, zerdrückt

1 Esslöffel Olivenöl

Zubereitung:

Die Linsen, Gemüsebrühe, Zwiebel, Knoblauch, Karotten, Sellerie, Tomaten, Kreuzkümmel, Salz und Pfeffer in einem großen Topf zum Kochen bringen.

Die Hitze reduzieren und die Suppe 30-35 Minuten köcheln lassen, bis die Linsen weich sind.

Während die Suppe kocht, den Ofen auf 200°C vorheizen.

Das Brot auf beiden Seiten mit Knoblauch einreiben und mit Olivenöl bestreichen.

Das Brot im Ofen 10-12 Minuten backen, bis es knusprig und golden ist.

Die Suppe in tiefen Schalen servieren und das knusprige
Knoblauchbrot dazu reichen.

Kalorienangaben:
Pro Portion
(2 Schalen Suppe und 1 Scheibe Knoblauchbrot)

Protein: 15g

Kohlenhydrate: 40g

Fett: 8g

Gesamtkalorien: 300 kcal

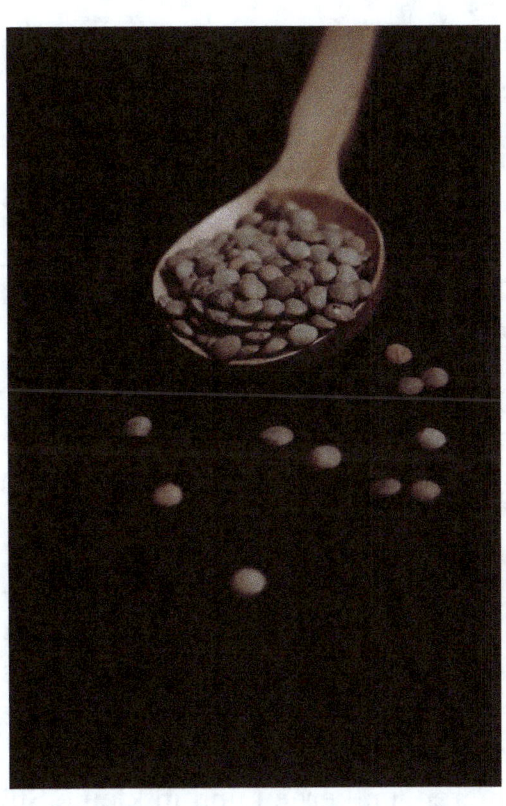

QUINOA-SALAT MIT HÄHNCHEN UND AVOCADO

Zutaten:

200g Hähnchenbrust

200g Quinoa

1 Avocado

2 Tomaten

1 rote Paprika

1 Zwiebel

1 Knoblauchzehe

4 EL Olivenöl

Saft von 1 Zitrone

1 Handvoll Basilikum

Salz

Pfeffer

Optionale Toppings: Nüsse, Käse, etc.

Zubereitung:

Den Quinoa nach Packungsanweisung kochen. Abkühlen lassen.

Hähnchenbrust in mundgerechte Stücke schneiden und in einer Pfanne mit 1 EL Olivenöl anbraten, bis es durchgegart ist. Aus der Pfanne nehmen und beiseite stellen.

Avocado halbieren, entkernen und in kleine Stücke schneiden. Tomaten und Paprika ebenfalls klein schneiden.

Zwiebel und Knoblauch klein schneiden und in der gleichen Pfanne anbraten, in der zuvor das Hähnchen gegart wurde.
Quinoa, Hähnchen, Avocado, Tomaten, Paprika, Zwiebel und Knoblauch in eine Schüssel geben und mit dem restlichen Olivenöl, Zitronensaft, Basilikum, Salz und Pfeffer vermengen.
Mit den gewünschten Toppings servieren.

Kalorienangaben (pro Portion, bei 4 Portionen):

Protein: 35g

Kohlenhydrate: 41g

Fett: 18g

Gesamtkalorien: 420 kcal

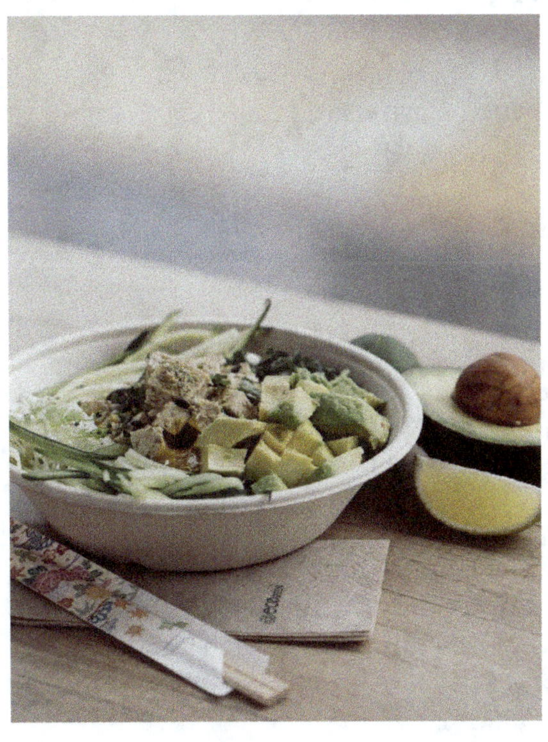

GEMÜSE-LASAGNE

Zutaten:
4 Lasagne-Blätter

1 Aubergine

1 Zucchini

1 rote Paprika

1 gelbe Paprika

2 Tomaten

1 Zwiebel

4 Knoblauchzehen

4 EL Olivenöl

Salz und Pfeffer

250 g Ricotta

100 g geriebenen Parmesan

1 Ei

1 EL Oregano

500 g Tomatensoße

Zeitangaben:
Vorbereitungszeit: 20 Minuten
Kochzeit: 30 Minuten
Gesamtzeit: 50 Minuten

Herd- und Ofeneinstellungen:
Ofen: 180°C (Ober- und Unterhitze)
Herd: mittlere Hitze

Zubereitung:
Lasagne-Blätter nach Packungsanweisung kochen und
abtropfen lassen.

Aubergine, Zucchini, Paprika und Tomaten in dünne
Scheiben schneiden.

Zwiebel und Knoblauchzehen fein hacken.
2 EL Öl in einer Pfanne erhitzen und die Gemüsestücke
darin goldbraun braten.

Zwiebel und Knoblauch hinzufügen und kurz anbraten. Mit
Salz und Pfeffer würzen.
Ricotta, Parmesan, Ei und Oregano in einer Schüssel
vermengen.

Eine Ofenform mit Tomatensoße ausstreichen.
Eine Schicht Lasagne-Blätter in die Form legen.
Darauf eine Schicht Gemüse geben und mit Ricotta-Masse
bestreichen.

So fortfahren, bis alle Zutaten aufgebraucht sind.
Mit Alufolie abdecken und im Ofen 25 Minuten backen.
Folie entfernen und weitere 5 Minuten backen, bis die
Oberfläche goldbraun ist.

Kalorienangaben
Pro Portion (bei 4 Portionen):

Protein: 24 g
Kohlenhydrate: 29 g
Fett: 18 g
Gesamtkalorien: 364 kcal.

APFEL-WALNUSS-MÜSLI-RIEGEL

Zutaten:
200g Äpfel, gerieben

100g Walnüsse, grob gehackt

50g Haferflocken

25g Trockenfrüchte (z.B. Rosinen oder Cranberries)

1 EL Zimt

1 Prise Salz

1 EL Honig

2 EL Mandelmus

1 EL Öl (z.B. Kokosöl)

Zubereitung:
Ofen auf 175°C vorheizen.
Alle Zutaten in einer Schüssel gut vermengen.

Die Masse auf ein mit Backpapier ausgelegtes Backblech geben und glatt streichen.

Im Ofen 20-25 Minuten backen, bis die Oberfläche goldbraun ist.

Aus dem Ofen nehmen und abkühlen lassen.
In Stücke schneiden und in einem luftdichten Behälter aufbewahren.

Kalorienangaben
(pro Riegel, basierend auf 10 Riegeln):

Protein: 4g

Kohlenhydrate: 13g

Fett: 9g

Gesamtkalorien: 130 kcal

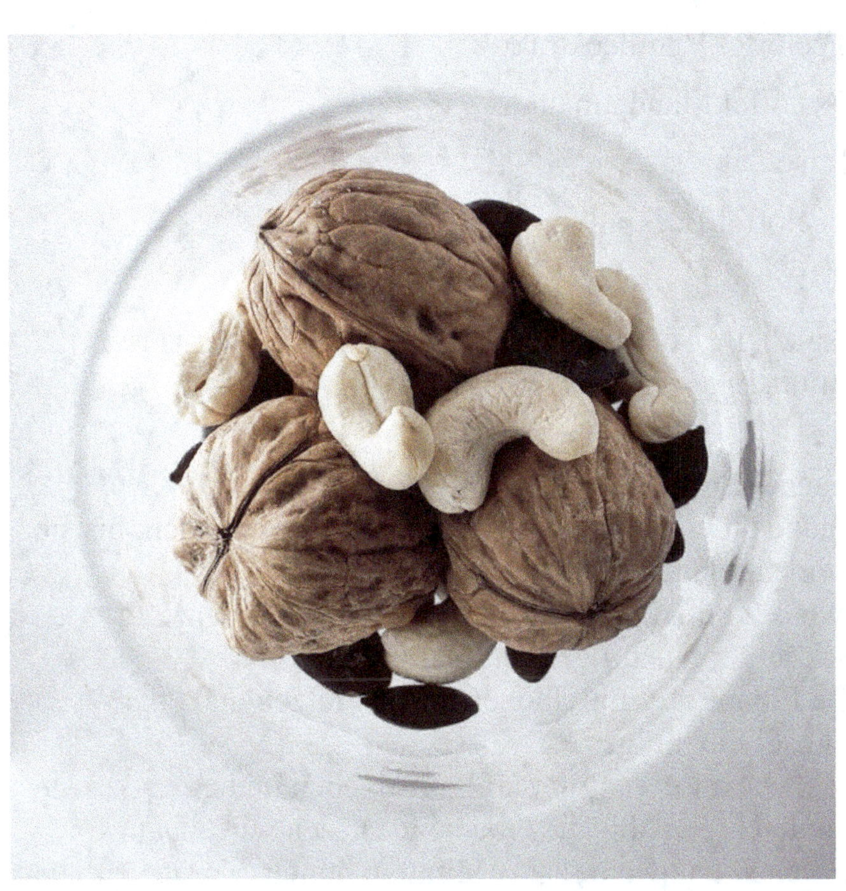

BANANEN-EIWEISS-PFANNKUCHEN

Zutaten:
2 große reife Bananen

4 Eiweiß

1 Teelöffel Zimt

1 Teelöffel Vanilleextrakt

2 Esslöffel Mandelmehl

1 Prise Salz

1 Teelöffel Backpulver

Kokosöl zum Braten

Zusätzliche Toppings wie Beeren, Nüsse, Ahornsirup
(optional)

Zubereitung:
Bananen in einer Schüssel miteinander vermengen, bis sie
zu einem glatten Brei werden.
Eiweiß, Zimt, Vanilleextrakt, Mandelmehl, Salz und
Backpulver hinzufügen und gut vermengen.
Eine Pfanne auf mittelhoher Hitze erhitzen und etwas
Kokosöl hinzufügen.
Teelöffelweise Teig in die Pfanne geben und ca. 2-3
Minuten braten, bis die Oberseite Blasen wirft. Dann
umdrehen und weitere 2-3 Minuten braten, bis sie
goldbraun sind.
Optional können zusätzliche Toppings wie Beeren, Nüsse
oder Ahornsirup hinzugefügt werden.

Kalorienangaben
pro Portion (für 4 Pfannkuchen):

Protein: 24 g

Kohlenhydrate: 48 g

Fett: 12 g

Gesamtkalorien: 328 kcal

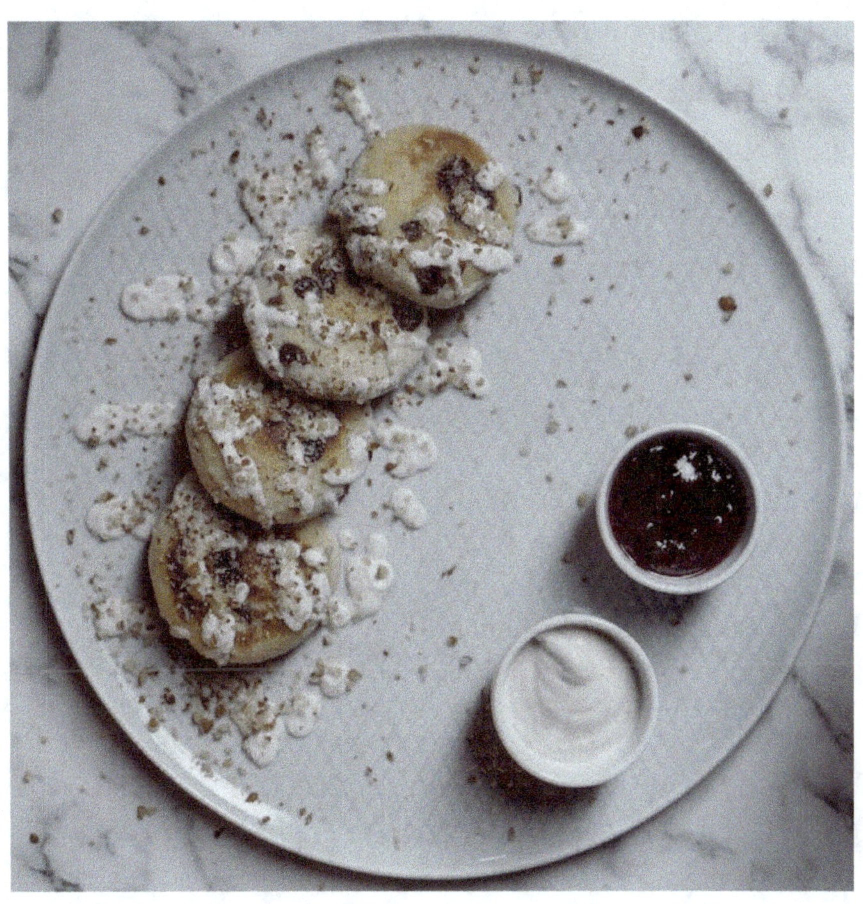

Avocado-Chips

Zutaten:
2 reife Avocados

1 EL Zitronensaft

1 Prise Salz

1/4 TL Paprikapulver

1/4 TL Kreuzkümmel

1/4 TL Knoblauchpulver

1/4 TL Cayennepfeffer (optional)

Öl zum Bestreichen

Zubereitung:
Den Ofen auf 200°C vorheizen.

Avocados längs halbieren und den Kern entfernen.

Die Avocado-Hälften in dünne Scheiben schneiden.
Die Avocados mit Zitronensaft beträufeln und mit Salz,
Paprikapulver, Kreuzkümmel, Knoblauchpulver und
Cayennepfeffer (optional) bestreuen.

Die Avocados auf ein mit Backpapier ausgelegtes
Backblech legen und mit Öl bestreichen.

Die Avocados im Ofen ca. 15-20 Minuten backen, bis sie
knusprig und leicht braun sind.

Kalorienangaben pro Portion
(ausgehend von 4 Portionen):

Protein: 2 g

Kohlenhydrate: 6 g

Fett: 20 g

Gesamtkalorien: 200 kcal

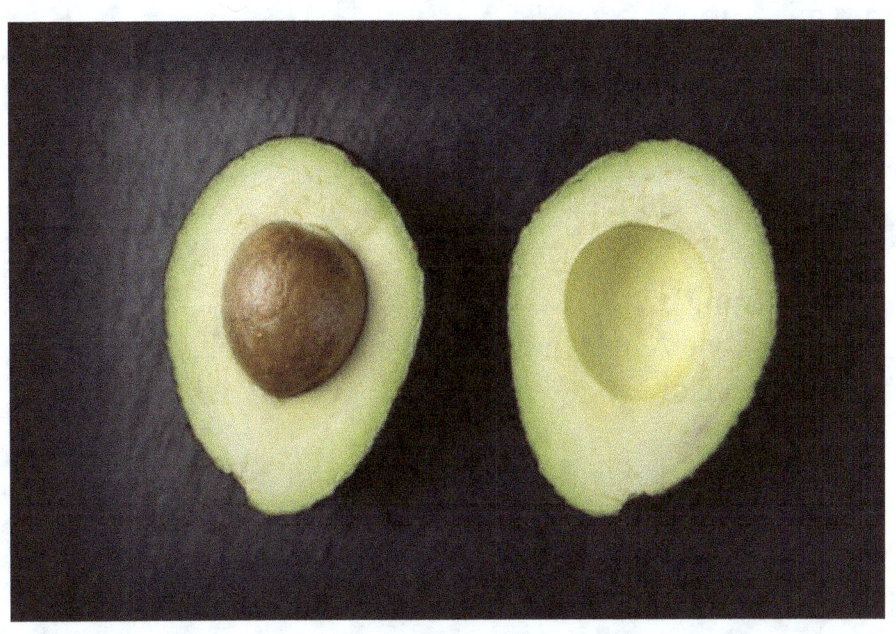

PROTEIN-SCHOKOLADEN-BÄLLCHEN

Zutaten:
1 Tasse Haferflocken

1 Tasse Mandeln

1/2 Tasse Proteinpulver (Schokoladen-Geschmack)

1/4 Tasse Kakaopulver

1/4 Tasse Agavendicksaft

1/4 Tasse Mandelmilch

1 Teelöffel Vanille-Extrakt

Zubereitung:
Alle trockenen Zutaten in eine große Schüssel geben und
gut vermengen.

Mandelmilch, Agavendicksaft und Vanille-Extrakt
hinzufügen und alles zu einer homogenen Masse kneten.

Teelöffelgroße Bällchen formen und auf ein mit
Backpapier ausgelegtes Backblech legen.

Im Kühlschrank für mindestens 30 Minuten kalt stellen.
Vor dem Servieren kann jedes Bällchen noch einmal in
Kakaopulver gewälzt werden.

Kalorienangaben:
Pro Bällchen (von 20) enthält es ungefähr:

Protein: 4g

Kohlenhydrate: 8g

Fett: 5g

Gesamtkalorien: 90 kcal

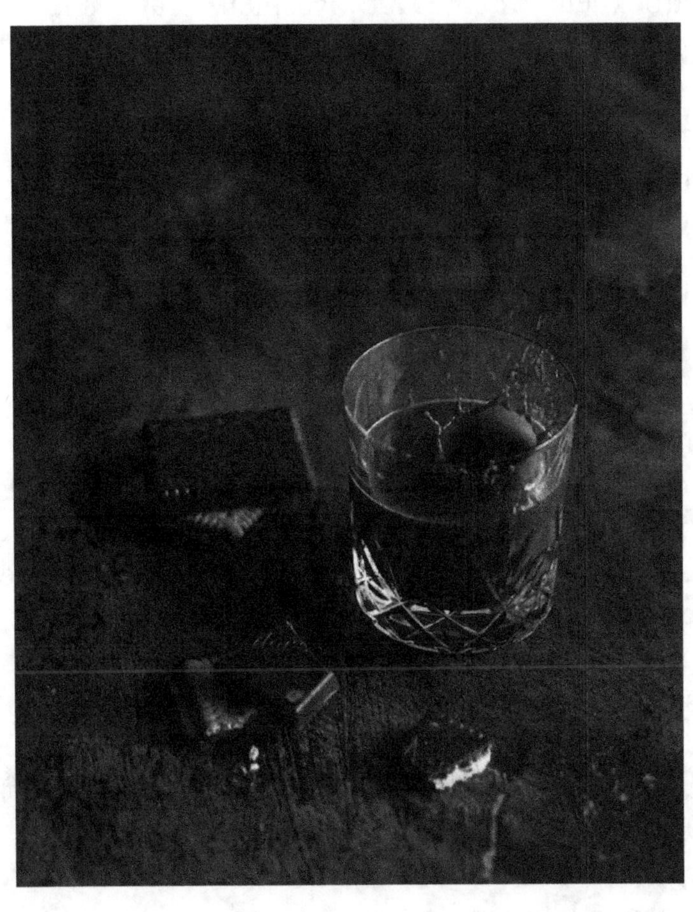

ENERGY-BARS MIT HAFERFLOCKEN UND NÜSSEN

Zutaten:
200g Haferflocken

75g getrocknete Früchte (z.B. Rosinen, Cranberries)

50g Proteinpulver (Schokolade)

150g gemahlene Nüsse (z.B. Mandeln, Walnüsse...)

75g Ahornsirup

75g Nussbutter (z.B. Mandel- oder Cashewbutter)

1 Prise Salz

Zubereitung:
Ofen auf 170°C vorheizen.
Alle trockenen Zutaten (Haferflocken, gemahlene Nüsse,
Proteinpulver) in einer Schüssel vermengen.
Ahornsirup und Nussbutter in einem Topf bei mittlerer
Hitze erhitzen, bis alles gut miteinander vermischt ist.
Flüssige Zutaten zu den trockenen Zutaten geben und gut
vermischen, bis eine gleichmäßige Masse entsteht.
Getrocknete Früchte unter die Masse heben.
Die Masse in eine mit Backpapier ausgelegte Auflaufform
(ca. 20x20cm) geben und glattstreichen.
Im vorgeheizten Ofen für 25-30 Minuten backen, bis die
Oberfläche goldbraun ist.
Aus dem Ofen nehmen und abkühlen lassen.
Die Energy-Bars in gleichmäßige Stücke schneiden.

Kalorienangaben
pro Energy-Bar (bei 12 Stück):

Protein: 8g

Kohlenhydrate: 17g

Fett: 10g

Gesamtkalorien: 170 kcal

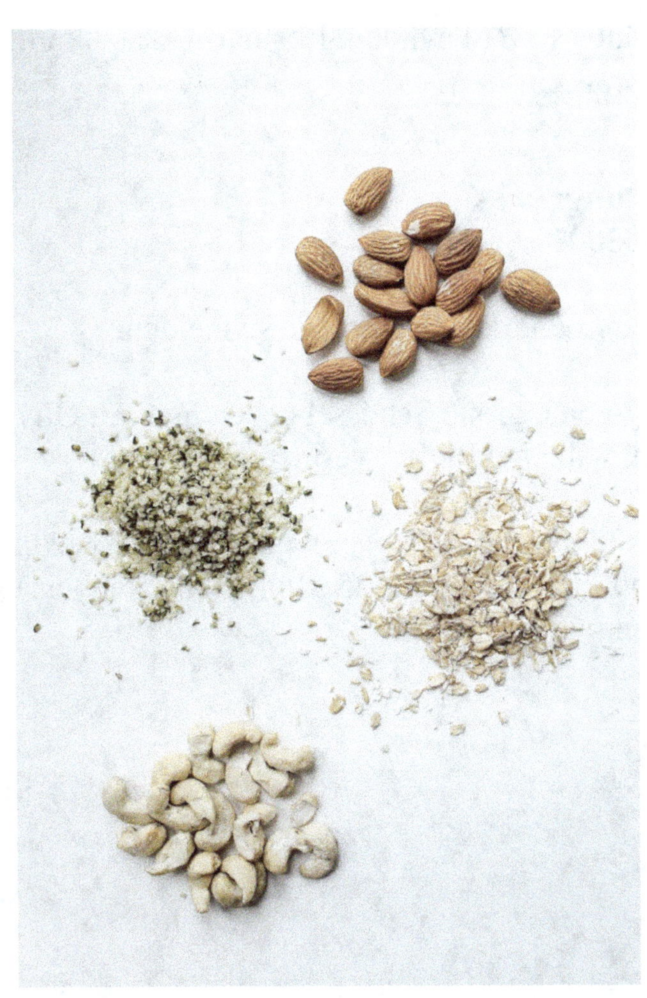

OFENGEMÜSE MIT KRÄUTERN

Zutaten:
1 kg Gemüse (z.B. Zucchini, Aubergine, Paprika, Champignons)
3 EL Olivenöl
2 EL Kräuter (z.B. Thymian, Rosmarin, Basilikum)
Salz und Pfeffer

Zubereitung:
Ofen auf 200°C vorheizen.

Gemüse in mundgerechte Stücke schneiden.

Gemüse in eine große Schüssel geben und mit Olivenöl, Kräutern, Salz und Pfeffer vermengen.

Gemüse auf ein mit Backpapier ausgelegtes Backblech geben und im Ofen für 20-25 Minuten backen, bis es goldbraun und knusprig ist.

Kalorienangaben
pro Portion (für 4 Portionen):

Protein: 4 g

Kohlenhydrate: 12 g

Fett: 12 g

Gesamtkalorien: 168 kcal

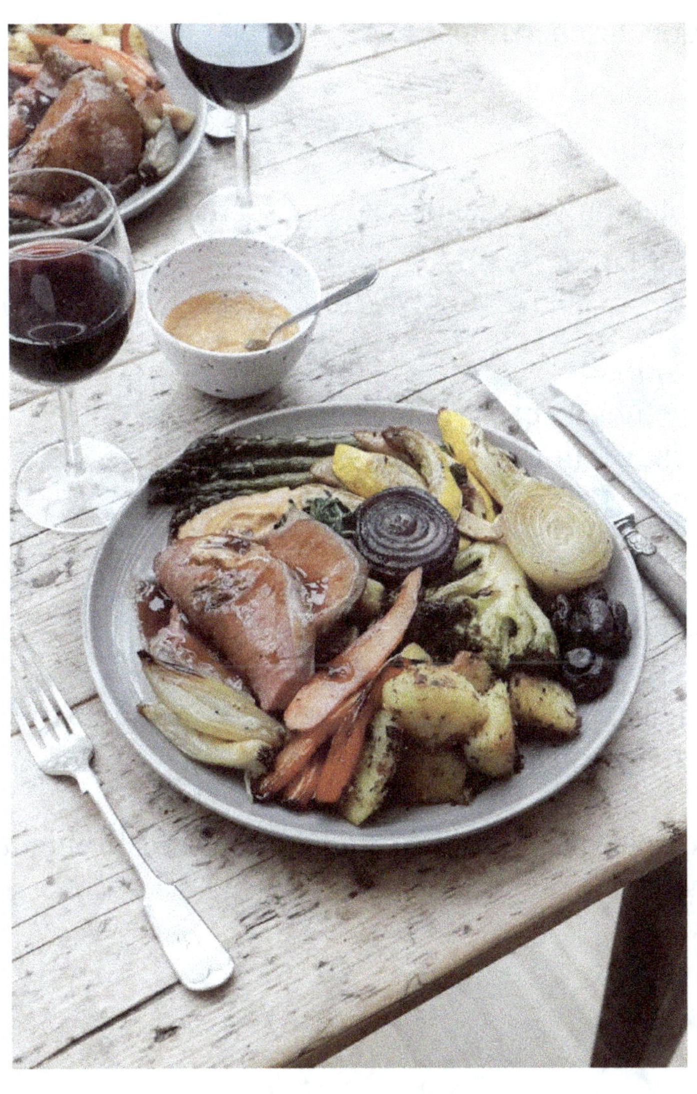

SCHOKOLADEN-PROTEIN-PUDDING

Zutaten:
1 Banane

100g griechischer Joghurt

1 EL Kakaopulver

1 EL Honig

20g Proteinpulver (Schokoladengeschmack)

100ml Milch

Zeitangaben:
Vorbereitungszeit: 5 Minuten
Kochzeit: 0 Minuten

Zubereitung:
Die Banane in kleine Stücke schneiden und in einem Mixer zu einem Mus pürieren.

Alle anderen Zutaten hinzufügen und erneut im Mixer zu einer glatten Masse verarbeiten.

In eine Schüssel geben und im Kühlschrank für mindestens 1 Stunde kaltstellen.

Kalorienangaben:

Protein: 22g

Kohlenhydrate: 35g

Fett: 3g

Gesamtkalorien: 220 kcal

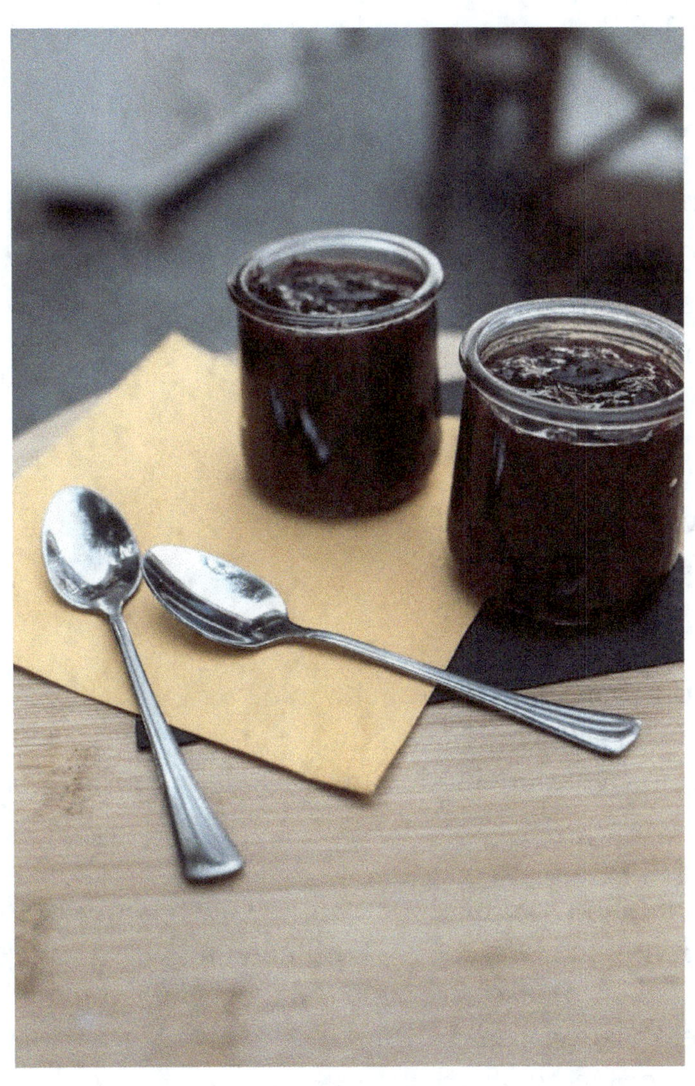

BEEREN-HAFERFLOCKEN-KUCHEN

Zutaten:
200g Haferflocken

2 Eier

2 Bananen

50g Honig

100g gemischte Beeren

(z.B. Heidelbeeren, Himbeeren, Blaubeeren)

1 TL Backpulver

1 Prise Salz

2 EL Olivenöl

Zeitangaben:
Zubereitungszeit: 20 Minuten
Backzeit: 25 Minuten
Gesamtzeit: 45 Minuten

Herd und Ofeneinstellungen:
Ofen auf 175°C vorheizen
Kuchenform einfetten oder mit Backpapier auskleiden

Zubereitung:
Bananen in einer Schüssel mit einer Gabel zerdrücken.
Eier, Honig und Olivenöl hinzufügen und gut verrühren.
Haferflocken, Backpulver und Salz hinzufügen und alles
zu einem glatten Teig verrühren.
Gemische Beeren unterheben.
Teig in die vorbereitete Kuchenform geben und glatt

streichen.
Im vorgeheizten Ofen 25 Minuten backen, bis der Kuchen
goldbraun ist.
Kuchen auskühlen lassen und dann servieren.

Kalorienangaben
pro Portion (bei 10 Portionen):

Protein: 4g

Kohlenhydrate: 26g

Fett: 6g

Gesamtkalorien: 160 kcal

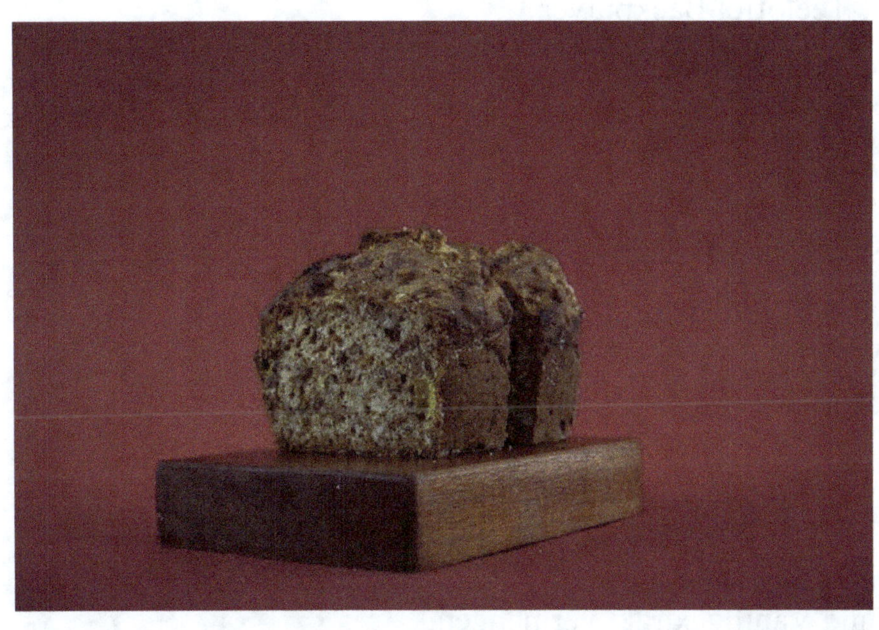

Einfacher Apfel-Streusel-Kuchen

Zutaten:
200g Mehl

100g Haferflocken

100g brauner Zucker

75g kaltes pflanzliches Öl

4 Äpfel

(geschält und in kleine Stücke geschnitten)

1 Teelöffel Zimt

1 Teelöffel Backpulver

1 Teelöffel Natron

1 Teelöffel Vanilleextrakt

100ml Pflanzenmilch

100g gemahlene Mandeln

1 Prise Salz

Zubereitung:
Den Ofen auf 180°C vorheizen.
Eine Kuchenform (20cm) mit Pflanzenöl einfetten.
In einer großen Schüssel Mehl, Haferflocken, braunen
Zucker, kaltem pflanzlichen Öl, Zimt, Backpulver, Natron
und Vanilleextrakt vermengen.
In einer separaten Schüssel Äpfel, Pflanzenmilch,
gemahlene Mandeln und eine Prise Salz vermengen.
Die Äpfelmischung zu den trockenen Zutaten hinzufügen
und gut vermengen.

Die Kuchenmasse in die vorbereitete Kuchenform füllen.
Im Ofen für 30-35 Minuten backen, bis ein Zahnstocher
sauber herauskommt, wenn er in die Mitte des Kuchens
gesteckt wird.
Abkühlen lassen und vor dem Servieren genießen.

Kalorienangaben
pro Portion (für 8 Portionen):

Protein: 5g

Kohlenhydrate: 28g

Fett: 10g

Gesamtkalorien: 250 kcal

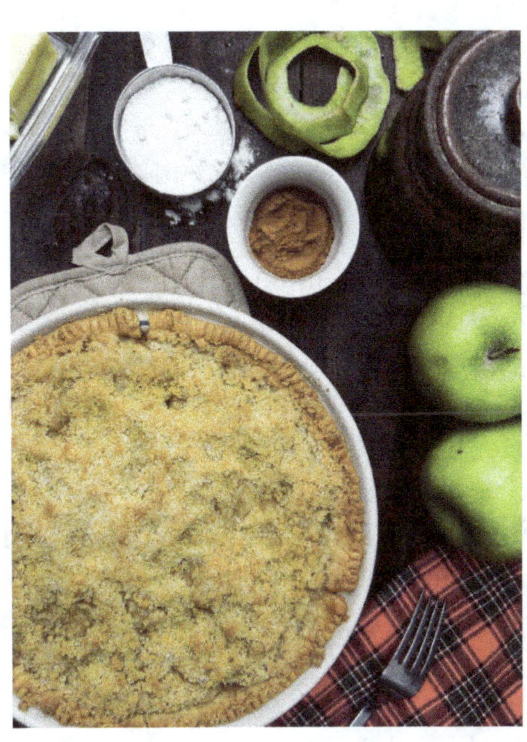

QUINOA-SCHOKOLADEN-KEKSEN

Zutaten:
120g Quinoa-Mehl

60g Haferflocken

50g Kakaopulver

1 Teelöffel Backpulver

1 Prise Salz

100g gemahlene Mandeln

75g Rohrohrzucker

2 Eier

70ml Rapsöl

50g Schokoladenstücke

Zeitangaben:
Vorbereitungszeit: 15 Minuten
Backzeit: 15-20 Minuten
Gesamtzeit: 30-35 Minuten

Herd und Ofeneinstellungen:
Ofen auf 180°C (Umluft) vorheizen
Kekse auf einem Backblech im Ofen 15-20 Minuten
backen, bis sie goldbraun sind

Zubereitung:
Quinoa-Mehl, Haferflocken, Kakaopulver, Backpulver und
Salz in eine große Schüssel geben und vermischen.
Gemahlene Mandeln und Rohrohrzucker hinzufügen und
vermischen.

Eier und Rapsöl hinzufügen und gut vermischen, bis ein glatter Teig entsteht.
Schokoladenstücke unter den Teig heben.
Teig portionsweise mit einem Teelöffel auf das vorbereitete Backblech geben.
Im vorgeheizten Ofen 15-20 Minuten backen, bis die Kekse goldbraun sind.
Kekse aus dem Ofen nehmen und auf einem Kuchengitter abkühlen lassen.

Kalorienangaben
(pro Keks, bei 12 Keksen insgesamt):

Protein: 3,6g

Kohlenhydrate: 12g

Fett: 7,2g

Gesamtkalorien: 99,6 kcal

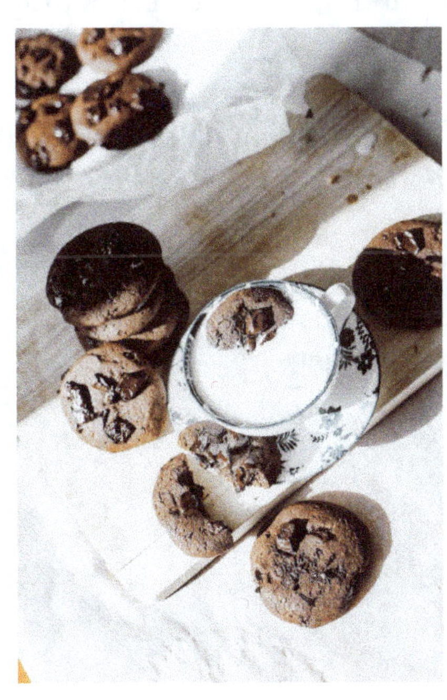

Eiweiss-Schokoladen-Mousse

Zutaten:

120 g Eiweiß (von ca. 4 Eiern)

20 g Kakaopulver

40 g Süßstoff (nach Belieben)

1 Prise Salz

200 g Magerquark

100 ml Mandelmilch

Zubereitung:

Das Eiweiß mit einer Prise Salz in einer Schüssel steif schlagen.

Das Kakaopulver und den Süßstoff hinzufügen und unterrühren.

Den Magerquark und die Mandelmilch hinzufügen und vorsichtig unterheben.

Die Masse in Gläser oder eine Schüssel füllen und mindestens 2 Stunden im Kühlschrank kalt stellen, bis die Mousse fest geworden ist.

Kalorienangaben
pro Portion (von 4 Portionen):

Protein: 18 g

Kohlenhydrate: 8 g

Fett: 5 g

Gesamtkalorien: 140 kcal

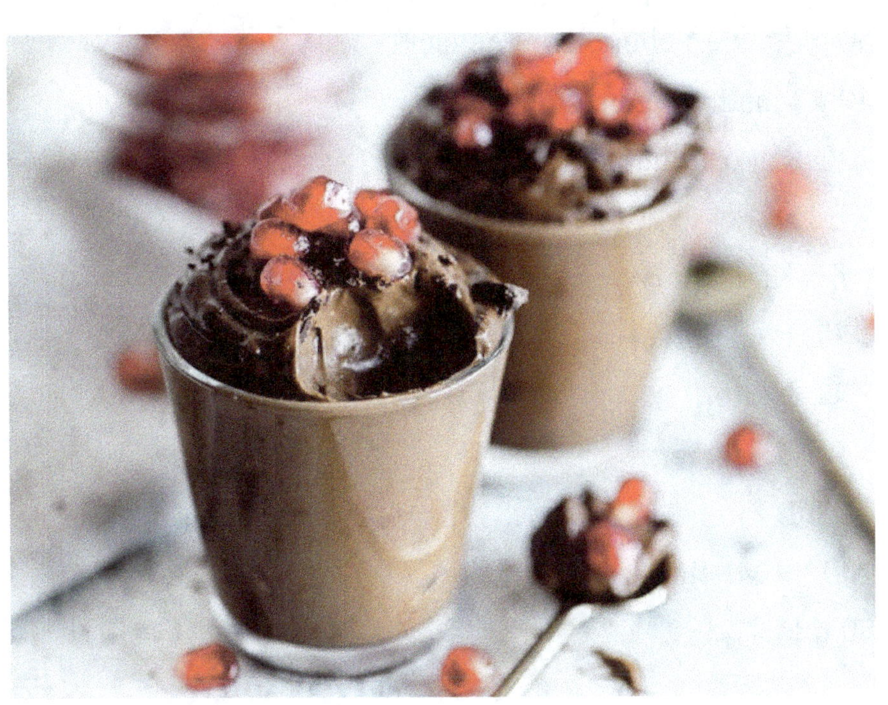

Zucchini-Schokoladen-Kuchen

Zutaten:

200 g Zucchini (geraspelt)

80 g Haferflocken

50 g Vollkornmehl

50 g dunkle Schokolade (gehackt)

40 g Mandeln (gemahlen)

30 g Kokosblütenzucker

2 Eier

2 EL Kakaopulver

1 TL Backpulver

1 TL Natron

1 Prise Salz

1/2 TL Zimt

100 ml Milch

50 ml Öl

Zubereitung:
Ofen auf 180°C vorheizen.
Eine 20 cm Kuchenform einfetten oder mit Backpapier auslegen.
Zucchini in einem Sieb abtropfen lassen und anschließend in einer Schüssel mit den restlichen Zutaten vermengen.
Teig in die Kuchenform geben und für 25-30 Minuten backen, bis ein Zahnstocher sauber herauskommt.
Kuchen aus dem Ofen nehmen und abkühlen lassen.

Protein: 4,5 g

Kohlenhydrate: 16,5 g

Fett: 8,5 g

Gesamtkalorien: 140 kcal

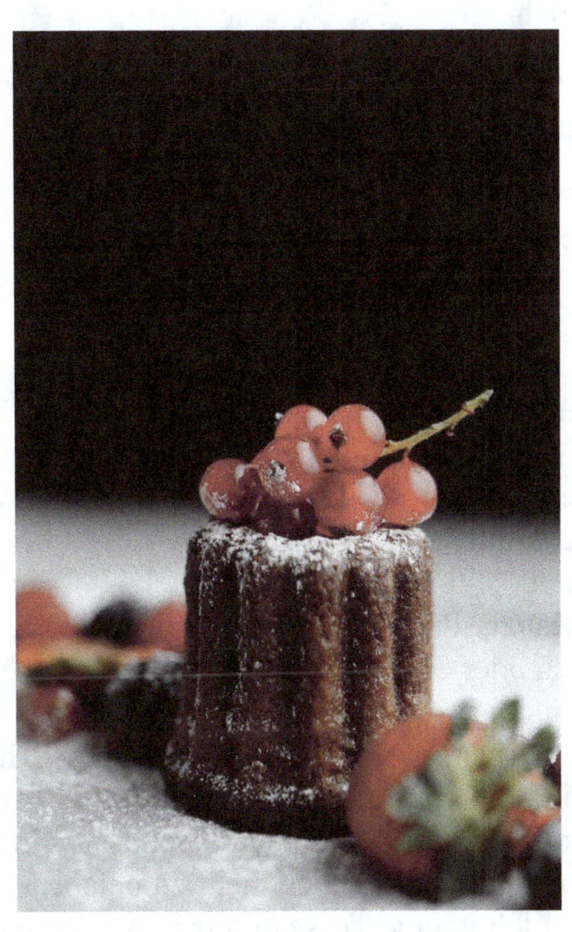

MATCHA-LATTE

Zutaten:
1 Teelöffel Matcha-Pulver

1 Tasse Milch

(entweder fettarme Milch oder Pflanzenmilch)

1 Esslöffel Ahornsirup oder andere Süße

nach Wahl

1 Prise Zimt (optional)

1 Schuss Espresso (optional)

Zubereitung:
Heize die Milch in einem kleinen Topf bei mittlerer Hitze auf. Verwende einen Schneebesen oder einen elektrischen Milchaufschäumer, um die Milch aufzuschäumen, bis sie schaumig und heiß ist.
Füge das Matcha-Pulver hinzu und rühre es mit einem Schneebesen oder einem Löffel gründlich in die Milch ein, bis es vollständig gelöst ist.
Füge den Ahornsirup oder die gewünschte Süße hinzu und rühre sie ein. Füge optional eine Prise Zimt hinzu.
Wenn du möchtest, kannst du einen Schuss Espresso hinzufügen, um die Latte noch mehr zu beleben.
Gieße die Milch in eine Tasse und genieße deine heiße, leckere Matcha-Latte.

Kalorienangaben:
(Basierend auf Verwendung von fettarmer Milch)

Protein: 8 g

Kohlenhydrate: 13 g

Fett: 2 g

Gesamtkalorien: 100 kcal

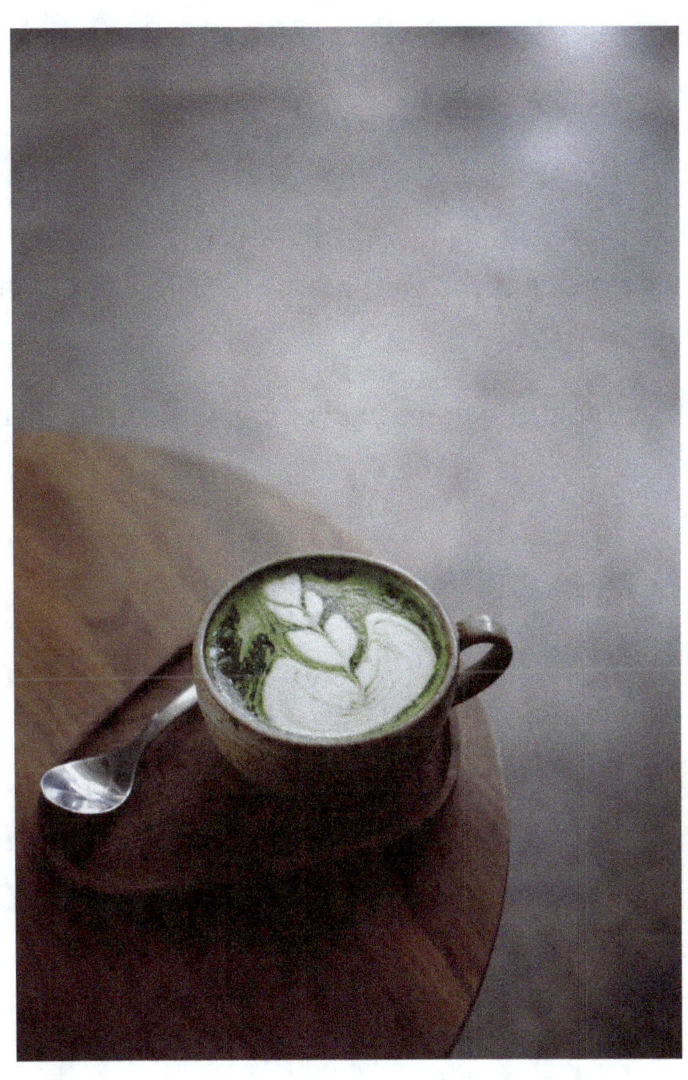

EISTEE MIT MINZE UND LIMETTE

Zutaten:

1 Liter kaltes Wasser

8 Teebeutel grüner Tee

1 Tasse frische Minzblätter

1 Limette, geschnitten

2 Esslöffel Honig (optional)

Zubereitung:

Kaltes Wasser in einen großen Topf geben und den Teebeutel hineingeben. Zum Kochen bringen und dann 10 Minuten ziehen lassen.

Minzblätter und Limettenscheiben hinzufügen und weitere 10 Minuten ziehen lassen.

Tee durch ein Sieb in eine große Schüssel gießen und abkühlen lassen.

Tee in eine Karaffe gießen und im Kühlschrank kaltstellen, bis er gut gekühlt ist.

Nach Belieben Honig hinzufügen.
Eistee in Gläser füllen und servieren.

Nährwertangaben
pro Portion (bei Verwendung von 1 Liter Tee):

Protein: 1 g

Kohlenhydrate: 33 g

Fett: 0 g

Gesamtkalorien: 132 kcal

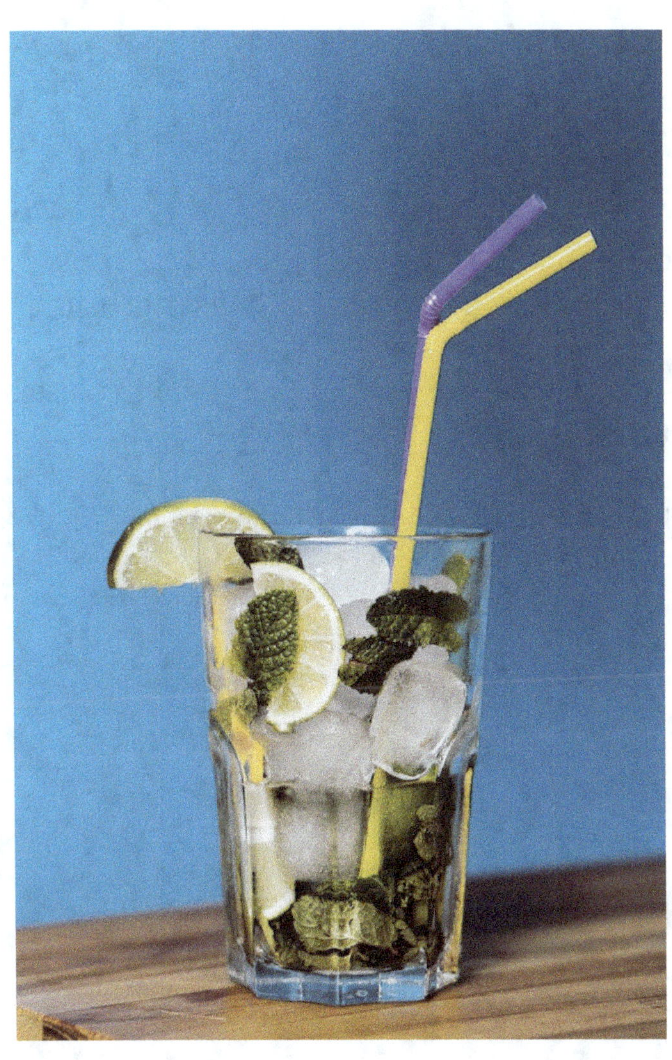

SMOOTHIE MIT SPINAT UND ANANAS

Zutaten:

1 Tasse frischer Spinat

1 Tasse Ananasstücke (gefroren)

1 Banane

1 EL Honig

1 Tasse Mandelmilch

Eiswürfel (optional)

Zubereitung:

Alle Zutaten in einen Hochleistungsmixer geben.

Für 30-60 Sekunden mixen, bis eine glatte Konsistenz erreicht ist.

Nach Belieben Eiswürfel hinzufügen und nochmals kurz mixen.

In ein Glas füllen und sofort genießen.

Kalorienangaben:
pro Portion (ca. 500 ml):

Protein: 9 g

Kohlenhydrate: 47 g

Fett: 9 g

Gesamtkalorien: 271 kcal

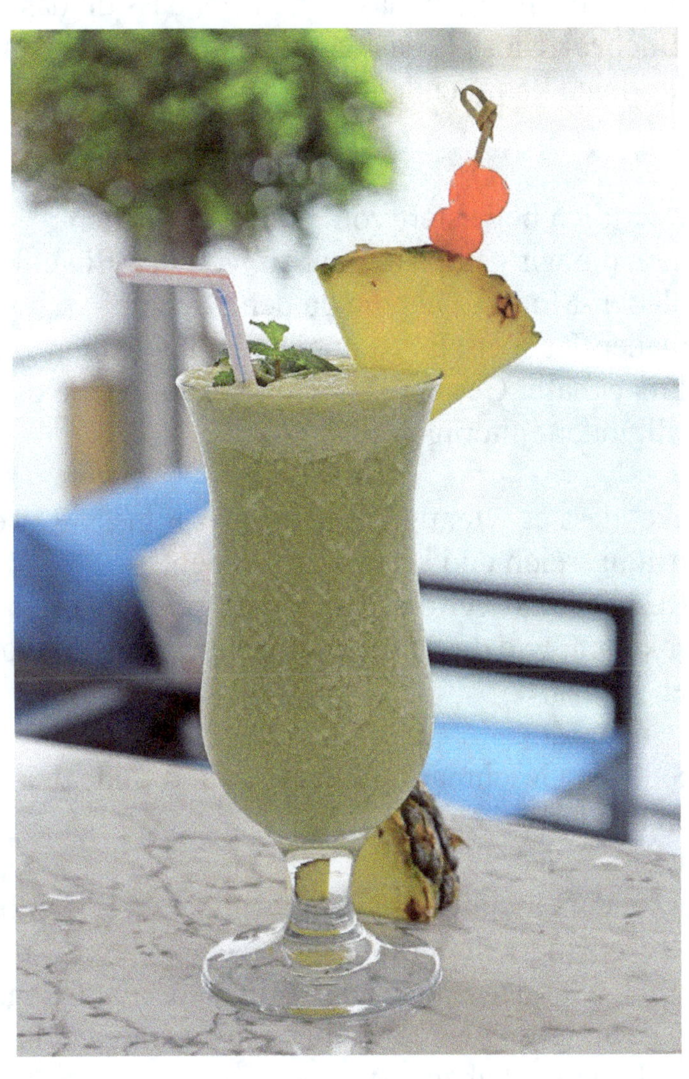

Fazit

Abschlussgedanken

Willkommen zurück zum Kapitel "Abschlussgedanken". Hier werde ich über das Ende unserer Reise durch die Welt der leckeren und einfachen Fitnessrezepte sprechen.

Zuerst möchte ich sagen, dass ich hoffe, dass du das Lesen dieses Buches genossen hast und viele Inspirationen und Ideen für deine kommenden Fitnessmahlzeiten gefunden hast.

Ich bin wirklich begeistert von all den köstlichen Gerichten, die wir gemeistert haben, von den Eiweiß-Schokoladen-Mousses bis hin zu den Zucchini-Schokoladen-Kuchen. Es ist unglaublich, wie man gesunde und schmackhafte Gerichte zubereiten kann, ohne dass es langweilig oder eintönig wird.

Ich denke, dass es wichtig ist, bei deiner Fitness-Reise abwechslungsreich und kreativ zu bleiben. Diese Rezepte sind nur der Anfang, es gibt so viele Möglichkeiten, wie du deine Mahlzeiten anpassen und variieren kannst. Probiere neue Zutaten aus, experimentiere mit verschiedenen Geschmacksrichtungen und finde deine persönlichen Favoriten.

Ganz besonders möchte ich erwähnen, dass das Ziel bei diesen Rezepten nicht darin besteht, sich auf eine bestimmte Diät oder Ernährungsform zu beschränken, sondern darin, gesunde Gewohnheiten zu entwickeln und Spaß am Essen zu haben.

Du solltest dich nicht beschränken oder bestimmte Lebensmitteln ausschließen, sondern einen ausgewogenen Ansatz wählen, bei dem du dich gut und glücklich fühlst.

Zum Abschluss möchte ich sagen, dass ich hoffe, dass dieses Buch dir geholfen hat, deine Fitness-Reise einfacher, leckerer und spaßiger zu gestalten.

Es ist unglaublich, wie eine kleine Veränderung in deiner Ernährung einen großen Einfluss auf deine Gesundheit und dein Wohlbefinden haben kann.

Also, lass uns weitermachen und gesunde Gewohnheiten pflegen!

Bis bald,
Rapha

Tipps für einen gesunden Lifestyle

Okay, wir haben es bis hierhin geschafft und durch viele leckere und einfache Fitnessrezepte gegangen.
Aber um einen echten Unterschied zu spüren und deine Ziele zu erreichen, ist es wichtig, einen gesunden Lifestyle zu führen. Hier sind ein paar Tipps, um dich auf den richtigen Weg zu bringen:

Bewegung ist wichtig: Egal ob es ein Spaziergang im Park, Joggen oder ein intensives Workout im Fitnessstudio ist, Bewegung hilft dir, gesund und fit zu bleiben. Versuche mindestens 30 Minuten pro Tag aktiv zu sein.

Iss regelmäßig und ausgewogen: Vermeide Fast Food und ungesunde Snacks. Stattdessen solltest du auf eine ausgewogene Ernährung mit viel Obst, Gemüse, Vollkornprodukten und magerem Protein setzen.

Trink genug Wasser: Wasser ist wichtig für deinen Körper und hilft dir, dich voll und zufrieden zu fühlen. Trink mindestens 2 Liter Wasser pro Tag.

Schlaf genug: Guter Schlaf ist wichtig für deine körperliche und geistige Gesundheit. Versuche mindestens 7-8 Stunden Schlaf pro Nacht zu bekommen.

Vermeide Stress: Stress kann ein echter Killer sein, wenn es um deine Gesundheit geht. Versuche Entspannungstechniken wie Yoga, Meditation oder Atemübungen zu praktizieren.

Hab Spaß: Vergiss nicht, dass Gesundheit und Fitness auch Spaß machen sollten. Finde Aktivitäten, die du gerne tust, und mache sie regelmäßig.

Diese Tipps sollten dir helfen, einen gesunden Lifestyle zu führen und deine Fitnessziele zu erreichen.

Vergiss nicht, dass es ein langer Prozess ist und dass es okay ist, Fehler zu machen.
Wichtig ist, dass du dich selbst nicht unter Druck setzt und dir Zeit gibst, um dich an Veränderungen zu gewöhnen.

Okay, das war's für dieses Kapitel. Ich hoffe, du hast ein paar nützliche Tipps mitgenommen.

Nützliche Küchengeräte und Zutaten

Du wirst überrascht sein, wie viele nützliche Geräte und
Zutaten es da draußen gibt.
Und das Beste ist, dass du nicht unbedingt alle davon
brauchst, um deine Fitnessrezepte zu kochen.
Aber je mehr du hast, desto einfacher und spaßiger wird es.

Als erstes haben wir die Küchengeräte. Hier sind ein paar
Dinge, die ich empfehle:

Hochwertiger Standmixer oder Smoothie-Maker: Perfekt,
um schnell und einfach Smoothies zu machen oder grüne
Gemüse zu pürieren.

Küchenwaage: Du musst nicht unbedingt jede Zutat in
Gramm wiegen, aber es ist hilfreich, wenn du es möchtest.

Messbecher und Messlöffel: Für genaue Messungen von
Zutaten.

Backformen: Du wirst sie brauchen, wenn du einen der
vielen leckeren Kuchen im Buch kochen möchtest.
Und jetzt kommen wir zu den Zutaten. Hier sind ein paar
Dinge, die ich empfehle, immer im Haus zu haben:

Haferflocken: Sie sind eine großartige Basis für viele
Rezepte, einschließlich Haferflocken-Pfannkuchen und
Haferflocken-Protein-Riegel.

Nüsse und Samen: Ich liebe es, sie zu Smoothies und
Müsli hinzuzufügen, aber du kannst sie auch für einen
gesunden Snack zwischendurch naschen.

Frisches Gemüse: Ich empfehle immer, frisches Gemüse

im Haus zu haben, um jederzeit einen gesunden Snack oder ein leckeres Gericht zu machen.

Proteinpulver: Eine großartige Ergänzung für Smoothies oder Pancakes.

Das sind nur ein paar Beispiele, aber ich hoffe, dass sie dir eine Vorstellung davon geben, was du brauchen könntest, um die leckeren und gesunden Rezepte aus dem Buch zu kochen.

Wow, 33 leckere und einfache Fitnessrezepte,

die dir dabei helfen werden, gesund und ausgewogen zu essen, ohne dass du auf Geschmack verzichten musst.

Ich hoffe, dass du in diesem Buch viele Inspirationen für deine
tägliche Ernährung gefunden hast.

Ich möchte mich hiermit bei dir, lieber Leser, bedanken.
Dass du dich dazu entschieden hast, mein Buch zu lesen, das ist ein großes Kompliment für mich und zeigt mir, dass das Konzept auf Interesse stößt.
Ohne dich wäre dieses Buch nicht möglich gewesen.

Ich bin mir sicher, dass du die eine oder andere Erkenntnis für dich mitnehmen konntest und hoffe, dass du dich beim Kochen und Essen von meinen Rezepten inspiriert fühlst.

Vielen Dank für deine Zeit und ich hoffe, dass du auch weiterhin gesund und glücklich bleibst!

In diesem Sinne, ade und bis zum nächsten Mal!

<u>**Pics by:**</u>
shameel mukkath
evg kowalievska
alberta studios
any lane
cottonbro studio
ella olsson
foodie factor
geraud pfeiffer
horizon content
marta dzedyshko
milford hughes
mustafa erdag
muverrihhanim
nadi lindsay
nadin sh
nataliya vatikevich
nicola barts
polina kovaleva
polina tankilevitch
rita lakewood
rodnae productions
roman odintsov
tima miroshnichenko
tubarones photography
valeria boltneva
zae ye
陈-欣

<u>**Impressum:**</u>

Copyright © Raphael Alt
Adresse: Finkenweg 8, 73497 Tannhausen
Alle Rechte vorbehalten
KDP-ISBN: 9798377200802
Herstellung: Amazon Distribution GmbH